コロナ・アンビバレンスの憂鬱

健やかにひきこもるために

Tamaki Saito
斎藤 環

晶文社

カバー画像：《同じ月を見た日》
コロナ禍に孤立感を抱えている、ひきこもりを含む様々な事情を持った国内外の人々が参加するアートプロジェクト。各々の場所から月の撮影を行い、ここに居ない誰かを想像する。
企画：渡辺 篤
撮影：「アイムヒア プロジェクト」メンバー約50名
画像配置協力：紅、田中志遠

装丁：川名 潤

はじめに

2020年にはじまったコロナ禍は、すでに1年半以上も続く未曾有のパンデミックという様相を呈してきた。2021年9月13日現在で、日本における感染者数は164万5140人、死者数は1万6855人となっている。これほどの長期化もさることながら、よもや2020年以上に状況が深刻化するなど、いったい誰が予想し得ただろうか。かくして私たちの日常は大きく変容し、社会や経済は大きなダメージを受けた。メンタルヘルスの領域でも、自殺の急増をはじめ、DVや虐待の増加が報じられ、おそらくは不登校やひきこもり人口も例年以上に増加することは不可避であろう。

私自身の生活に関して言えば、授業や会議のほとんどがオンライン化し、一時は激減した講演やイベント依頼も、2021年にはオンライン形式での依頼が急増した。診療も一部オンラインを導入しながらほぼ平常通りに継続している。副業の文筆活動については特段の変化はない。ひきこもりがちの生活になって執筆量が増えるかと思いきや、案外そうでもなかった。これは、授業用のオンデマンド教材を大量に作るという作業に多くの時間を割いたためもある。この種の教材は、学生に繰り返し視聴される可能性を考えて、アラが目立たないように作り込む必要があり、授業よりもはるかに手間がかかる（そのぶん2年目は使い回しもきくのだが)。雑談も冗談もまじえず淡々とした語りが続くだけの動画は、作るほうもしんどいが観るほうも辛かろう。このような災厄の年に入学した学生が気の毒でならない。やはり授業は対面に限ると、今更ながら痛感している。

「今更」なことを付け加えるなら、自粛生活1年半に及んで、私自身が意外にも「人との交流」にひどく飢えていることに気付かされた。もともと私はひきこもり系人間なので、自粛生活もそんなに苦になるまいとうそぶいていたのだが、会食も飲み会も旅行もない生活が、これほど平板で味気ないものになるとは予想外だった。読書や映画鑑賞もいいのだが、虚構の経験はリアルな対人関係の裏付けがあってはじめて立体的なものとなり、記憶にも深く刻まれるのかもしれない。幸い、感染者数はそろそろピークアウトしてきたようなので、感染対策には十分に気を付けながら、知人友人と会食する機会などを少しずつ復活させていきたい。

もう一つ、文筆関係で変化したこととして、2020年から「note」というブログサービスを利用するようになった。10年前からネット上の発信はTwitter中心になっていたが、少しまとまった文章を発表する場が欲しくなったのだ。使ってみると、フォントやページのデザインが秀逸で、機能も単純なテキスト入力のみに特化されているせいか、けっこう使い勝手が良い。ワープロソフトよりも集中して書けるので、ついつい書きすぎてしまう。ブラウザでnoteを開きっぱなしにしておいて、締め切りを気にせず加筆したり修正したりしながら書き進める作業はなかなか楽しいものである。実はこの文章もnote上で書きあげたものをWordにコピペしたものだ。このサービスを利用するようになって、依頼されない文章を何年かぶりに数本、立て続けに書いてしまった。本書に収録した文章のおよそ半分は、note上で執筆したものである。

２０１１年の東日本大震災の時もそうだったが、大きな災厄は私を饒舌にするようだ。震災の年などはあきらかに軽躁状態で、震災関連の文章を書いたり雑誌を編集したり取材を受けたり、なんだかんだでこの年は6冊もの本を出版している。コロナ禍で私はむしろうつに近い状態になったように思うのだが、それでもコロナ関連の文章を何本も書き、こうしてそれをまとめた本も出版しようとしている。noteに発表した文章をきっかけに、取材やイベントを依頼される機会も多かった。私は精神科医、もしくは公衆衛生に関わる大学教員として、できる限り誠実で正確な情報発信に努めたつもりだし、あたう限り誰かの役に立つことを願って文章をつづってきた。そうなっているかどうか、私には判断しかねるが、本書を読んで少しでもそう感じてくださる人がいれば幸いである。

コロナ・アンビバレンスの憂鬱　目次

2. コロナ・クロニクル

3. 健やかにひきこもるために

1.

〝感染〟した時間

コロナ・ピューリタニズムの懸念

コロナと「原罪」

疫病は倫理観を書き換える。14世紀にヨーロッパの人口の約30パーセント（地域によっては80パーセント）を死亡せしめたペスト（黒死病）は人々の死生観に影響を及ぼし、「メメント・モリ（死を思え）」なる標語を生んだ。一方、17世紀におけるイギリスでのペストの流行は、故郷に疎開して思索に集中できたアイザック・ニュートンに万有引力の着想をはじめとする「三大業績」をもたらした。15世紀から16世紀初頭にかけて急速にヨーロッパに広まった梅毒は、イギリス人の意識と社会的身ぶりとを変え、ピューリタニズムをもたらしたという説がある。

20世紀末から流行したＨＩＶは、当初は罹患者の特徴から、同性愛やドラッグカルチャーに対する神罰、といったニュアンスでとらえられた。粘膜を介しての血液の交換が危険であると理解されてからは、避妊のためではなく、いわば「粘膜への禁欲」としてコンドームの使用が大々的に推奨された。

そして現在、新型コロナウイルス（SARS-CoV-2）のパンデミックが進行中である。２０２０年４月19日の時点で、死者数は全世界で16万人を超えた。いまだ特効薬もワクチンもあてにできない未曾有の状況下で、全世界はひたすら息を潜めて死者の数を数え、フェイク混じりの報道に一喜一憂し、ことのなりゆきを注視している。医療現場は疲弊し崩壊しつつある。近い将来、抗ウイルス薬かワクチンが製造されるのか。あるいはさらに膨大な死者をもたらした後に集団免疫が確立されるのか。感染症である以上、いずれは終息することは間違いない。ただその時期が、半年後なのか１年後なのか、あるいはもっと先なのか、その予測はまったく立てられない。

COVID-19はおよそ「凶悪な敵」の顔をしていなかった。ウイルスとしてもインフルエンザより少し感染力が強い程度、と言われていた（最近になってＷＨＯは「致死率はインフルエンザの10倍」と発表している）。二次感染ではなく直接肺炎を起こすという点では恐ろしい面もあるが、8割以上の感染者は回復する。最大の問題は、不顕性感染の多さだ。

感染しても無症状の者が多く、潜伏期間も長いため、感染に気づかずウイルスをばらまく人が大量に存在する。やむを得ない事情があったとはいえ、検査が十分になされないこともあって、感染の広がりも正確には把握できない。このため、潜在的にはすべての人が感染している可能性を持つ。

この時代に求められる適切なマナーとはなにか。「あなた自身がすでに感染している前提でふるまいなさい」である。私の記憶では、このアドバイスが最初に現れたのは、2020年3月12日に配信された「BBC Newsnight」の動画“Coronavirus: Can herd immunity protect the population?”におけるGraham Medley（ロンドン大学衛生熱帯医学大学院教授）の発言だった。行動変容を促すアドバイスとしてはまったく正しい。私も彼の動画をリツイートした。

その一方で、こうも考えた。この教えはまるで「原罪」意識の示唆に似てはいないか？原罪とはキリスト教においては、アダムが神に背いた結果、全人類がそれを継承することになった罪のことである。自身が罪を犯した（感染した）という事実の有無にかかわらず、自身には罪があるという前提で考え、ふるまうことが社会的に要求される疾患は、これが最初のものではないだろうか？　あるいは20世紀初頭のスペイン風邪も、人々の同様の意識を喚起したのだろうか？

ウイルスと人間

そもそもウイルスそのものが、原罪的な位置づけを持つ「存在」だ。神戸大学の中屋敷均によれば、ヒトゲノムには「たくさんのウイルスが入り込んで」いるのだという。言い換えるなら人間のゲノムは、単独の自己として進化したというよりも、ウイルスのような外部からの侵入者も取り入れて進化してきたのだという。人間の進化とウイルス感染は切っても切れないつながりがあるというわけだ。

どういうことだろうか。ヒトゲノムを解読したところ、逆転写酵素を持つレトロウイルス由来のLTR（Long terminal repeat）型レトロトランスポゾンと呼ばれる領域があり、それがゲノム全体の約10パーセントを占めていた。この中にレトロウイルスがゲノムの一部となった古代ウイルスの名残り（内在性レトロウイルス：ERV）が存在する。このERVが、人間の胎盤形成に深くかかわっていることがわかっている。胎盤は、母体と胎児をつなぐ臓器だ。不思議に思ったことはないだろうか。なぜ母体は異物としての胎児に対して免疫反応を起こさないのか。実はヒトの胎盤には「合胞体栄養膜細胞」という細胞が融合してできた組織があり、これが胎児の血管と母親の血管を隔てている。この膜が、胎児に必要な栄養だけを通過させ、母親からのリンパ球の侵入を防ぐため、胎児は免疫系からの攻撃を受けずに済んでいる。ERVはこのほかにも細胞の多能性の維持にかかわるなど、多くの役割を担っていることが知られている（山内一也『ウイルスの意味論』みすず書房）。このように内在性のウイルスは、胎児の生存を助けるという、人間存在に必要不可欠な機能を担っているのである。

さらに言えば、ウイルスの強毒化のような変異をもたらすのもまた人間である。抗ウイルス薬が開発されるたびに、それに耐性を持つウイルスが出現する。あるいはエボラ出血熱のウイルスのように、本来の自然宿主はコウモリで、もともと熱帯雨林の中で静かに維持されていたものが、開発が進む中でヒトという本来の宿主ではない生物に感染して重篤化した例もある。COVID-19も武漢の海鮮市場が発生源と推定されているが、食用もしくは漢方薬の原料として数多くの動物が市場にひしめいており、ウイルスがある動物から別の種類の動物にうつった際にその動物を「増幅動物」として増殖し、市場で人に感染した可能性が疑われている。つまり人間の文明を媒介として、ウイルスの脅威が増幅された、という側面があるのだ。

ウイルスなくして人間はなく、人間なくしてウイルスはない。この関係性は、人間と「原罪」の関係と相似形をなしてはいないだろうか。そうだとすれば、原罪がそうであるように、ウイルス感染もまた、われわれの倫理的な基盤となる可能性を考えるべきではないだろうか？

CPから自粛警察へ

COVID-19のパンデミックが続く中で、われわれは先述した「原罪」意識に基づいた、奇妙な倫理観を獲得しつつあるのではないだろうか。仮にそれを「コロナ・ピューリタニズム（以下CP）」と呼んでおこう。

ピューリタンとはイングランドのカルヴァン派の呼称だが、カルヴァン（1509-64）

自身はフランス生まれで、ジュネーヴで宗教改革を行った。その思想はルターを継承したものだが、カルヴァンは信仰を内面だけの問題とはせず、人々の生活をことごとく神意や聖書に従属させる神政政治を展開した。カルヴァン派の信者は、キリスト者の務めとして禁欲的な生活を要求され、飲酒・ダンス・トランプ・姦淫などは禁止され、違反者は厳しく罰せられた。私にはパンデミック下の人々の行動変容は、まさに原罪意識と禁欲に方向付けられているように思われた。それゆえCPという呼称は、あながち的外れではないと考えている。

4月16日に全国に緊急事態宣言が発出され、すべての人々はさまざまな活動を8割程度自粛するよう要請されている。不要不急の外出は控え、経済活動も控え目にして、おとなしく自宅にひきこもって疫病が終息するのを待ちなさい、と。この要請には疫学的な根拠があり、ほぼ反論の余地はないとみなされている。個人の命を守り、社会をウイルスから守りたければ、1人ひとりがこの要請を受け入れ、公共のために協力するほかはない。

問題があるとすれば、この要請が、純粋に医学的なものであるにもかかわらず、きわめて倫理的要請に似て見えるという点だ。私たちは今、医学や科学の名において、かつてない規模と程度で倫理的にふるまうことを強く求められているのではないだろうか。

なぜ外出が好ましくないのか。人々の交流が感染の確率を高めるからだ。すべての人々は潜在的な感染者として交流を禁じられることになる。それは全人類が原罪を抱えているという想定のもとで神の恩寵が要請されるキリスト教の教義を連想させる。その結果、外出が、外勤が、外食が、旅行が、交際が、ことごとく「罪」のニュアンスを帯びてしまう。いずれかの禁を破って感染した者は、おのれの原罪を否認した咎《とが》によって、批判の矢面に立たされる。

この混同が何をもたらしたか。いわゆる「自粛警察」である。日本では都市を封鎖するようなロックダウンは法的に不可能であり、政府や自治体が人々に外出の自粛を、店舗などには閉店や活動の自粛を要請した。要請であり強制ではなく、もちろん罰則もない。そのぶん、補償も十分とは言えなかったが、ほぼすべての人々が、この要請を粛々と受け入れた。市街地から人の姿が消え、SNSでは屋外の写真が激減した。社会は整然とロックダウンモードに移行したが、自粛要請以降、この要請に応じていない人や店などに対する嫌がらせ行為も相次いだ。

公園で子どもが遊んでいると大声で罵倒され、通報されることすらあった。開店している店はSNSで叩かれ、シャッターに嫌がらせや誹謗中傷の紙を貼られた。自粛期間中に旅行したことが発覚したタレントは、犯罪者であるかのように叩かれ、謝罪を余儀なくされた。地域によっては県外ナンバーの車が傷をつけられ、あおり運転をされるなどの被害が相次ぎ、自衛のために「県内在住者です」と書かれたステッカーが販売される事態となった。

この延長線上に「医療者差別」もあった。感染症病棟に勤務する看護師の子どもが保育園からの受け入れを拒否されるといったエピソードがあり、同じ病院内でもコロナ病棟の医師や看護師が病院の共用部分に立ち入ることをやめてほしいと声の上がった医療機関もあるやに聞いた。ある地域ではホテルが軽症患者の隔離を受け入れると聞いた地域住民から反対の声が上がった。

不運にも新型コロナウイルスに感染してしまった芸能人やスポーツ選手らは、きまって謝罪のコメントを出した。この奇妙な慣習を、人々も少しも奇異に思わずに、当然のこととして受け止めた。すでに感染することは恥であり、悪であり、「社会に迷惑をかける」行為ですらあったのだ。

こうしたことは、感染回避こそが単なる「予防」を超えた「正義」であると錯覚されたからこそ起きたのではなかったか。自身の側に正義があると確信したとき、こうした暴走はもっとも起きやすくなる。過去にもそうした事例はいくつもある。古くは明治維新後の廃仏毀釈がある。これは、新政権が出した太政官布告「神仏分離令」を発端として、全国でおびただしい数の仏像や寺院が破壊された民間運動であった。あるいは第二次大戦中の「敵性語（主に英語）」排斥運動も、民間主導だった。規範に従順で協調性に長けた日本人は、ひとたび錦の御旗を手中にすると、徹底した破壊活動をも辞さない攻撃性を秘めている。その意味で自粛警察の暴走ぶりは、人々がいかに感染回避を正義と混同していたかを如実に示す出来事だった。

このような事態の延長線上に、回復者差別がある。

4月1日付のロイター通信によれば、韓国在住のパク・ヒュンさんは新型コロナウイルスに感染し、特別病棟で9日、隔離施設で14日を過ごし、体力回復にさらに10日を費やして、検査でも2回陰性になったにもかかわらず「新型コロナの生存者」という烙印を押され、いまだに同僚や周囲の人々から避けられているという。日本でも同様の経験を語る回復者の報道があった。回復者差別の根拠は、もちろん感染を恐れてのことだろうが、果たしてそれだけだろうか。そこにはひょっとすると「感染という悪に染まった人間」への非難がこめられてはいないだろうか。

ひきこもることの倫理

CPの倫理性はもう1つ、その禁欲性にある。それはほとんど「晴耕雨読」の勧めと言っても過言ではない。自粛要請期間中、われわれはかつてないほど禁欲的になった。できるだけ他人と交わらず、1人耕作（テレワーク）にはげみ、勤務時間外は読書などに勤しむ。足ることを知り、天地を恨まず、身の丈以上の浪費や蓄財もつつしむ。ネットでの娯楽は辛うじて許容されるが、劇場やコンサート会場に出かけることは禁じられている。事実上の歌舞音曲の禁止である。飲酒は禁じられてはいないが、長期のひきこもり生活がアルコール依存症につながりやすく、Ｚｏｏｍ飲みはさらにハイリスクであると繰り返し警告されている。喫煙に至ってはコロナの致死率を高める危険があるという理由でほぼ禁止に近い。

「コロナうつ」などという俗称が人口に膾炙しはじめているが、長期のひきこもり生活についてはうつ病発症のリスクが指摘されており、その予防策として「規則正しい生活」「日光を浴びる」「十分な睡眠とバランスの取れた食習慣」「適度な運動」が推奨されている。まったく正しい。そして残念ながら、正しいことはまことに味気ない。

かくして私の専門としてきた「ひきこもり」こそが、ＣＰのもとでは最強のライフスタイルとなった。冗談ではなく、私は日本でCOVID-19の感染の広がりが比較的遅かったのは、推計２００万人に及ぶ人々がひきこもり状態にあることが主因の１つと考えている。彼らに対する偏見は、いまこそ修正されなければならない。ひきこもって生き延びるだけで価値が生み出されることがはっきりしたのだから。もっとも、予期に反してひきこもりの当事者は、コロナどこ吹く風とばかりに淡々と日常を送っている。不安を訴えるものは決して多くない。時折耳にするのは「普段家にいない父親がずっと在宅することのストレス」だったりする。

ならば、ひきこもりは倫理的な生活なのだろうか。ここで私が連想するのは山形孝夫『砂漠の修道院』（平凡社ライブラリー）である。エジプト総人口の1割を占めるというコプト教（キリスト教の一宗派）の修道士は、あらゆる文明を拒否し、１人で不毛の砂漠に分け入り、あるものは、自分ひとりのための洞窟を穿ち、人とのつながりをすべて断ち切って死んでいくという。彼らがそれを神に近づくための唯一の道であると信じている以上、「ひきこもり＝倫理」

という発想は荒唐無稽と否定し去れるものではない。

もっとも、コプト教に限らず、宗教は突き詰めれば孤立につながりがちだ。17歳から比叡山に25年間こもって修行した法然上人、砂漠に籠もって苦行生活を続けた聖アントニウスなどの例がある。基本的に修行は俗世間との関係を断ってなされることが多く、この点からもひきこもり生活に倫理的側面があることは否定できない。

「親密さ」の禁欲

ＣＰがもたらしたまったく新しい〝倫理観〟は「他者に触れてはならない」である。この言葉もまた、復活したキリストがマグダラのマリアに告げたという「われに触れるなNoli me tangere」を連想させる。他人の身体との接触の禁止。これはＨＩＶ流行時の、粘膜に関する禁欲主義よりもはるかに厳格で徹底している。日常的な挨拶（ハグやキスを含む）や、ことによると対話ですらも、「体液（エアロゾル）の交換」であることが判明したためだ。われわれは、体液の交換を伴うであろう一切の接触を禁止されている。

つまり、ここに至って「親密さ」は、体液の交換として再定義されたのだ。もちろん、他人と〝知り合う〟ことはいささかも禁止されていない。ネット上で知り合いたければ、それはいくらでもどうぞ。しかし、オンライン上ではある程度以上の親密な関係性は築かれないだろう。親密な関係は、その人に身体的に寄り添い、声や表情を交換することなくしては構築が難しいからだ。そして、寄り添いも対話も、そのままエアロゾルという体液の交換にほかならないのだ。

エアロゾルの飛散と交換を防ぐマスクによって、表情による感情の交換すらもほぼ不可能となった。「社会的距離」という流行語も、親密さの禁欲として拡散しつつある。日本ではさらにわかりやすく「3密の禁止」という形をとってはいるが、3密もまた親密さを醸成するうえでは欠くべからざる要素ではなかったか。

そうした距離感が、私自身にもインストールされていることに気づいたのは、いつのことだっただろう。自粛期間中でも食材を買い出しにスーパーには行く。近所のスーパーは、ひきこもりに飽きた家族連れでいつも混雑している。普通に買い物をしているだけでも、多くの人とすれ違う。そんなときに、十分な距離を取らずに接近してくる人がいると、微かな苛立ちを覚えてしまう。CPの蔓延を懸念しつつも、自身の不寛容さに驚かされる。ああ、この感覚の延長線上に自粛警察があったのだ、と思いいたる。

そんなおり、たまたま4K放送でやっていた映画「ブレードランナー」を観た。20代の頃、何度も繰り返し観たSF映画の金字塔だ。高層ビルの谷間に屋台がひしめくあの映像は、ブレードランナー以降のSF作品の未来イメージに決定的な影響を及ぼした。われながら驚いたのは、あの未来世界が魅力的である以上に、「不潔」に見えてしまったことだった。そう、スラムとハイパーテクノロジーが同居する、サイバーパンクな未来はもう来ない。理由は単に「不潔」だから。ウイルスとの共存を選ぶほかはない以上、SFの未来イメージも大幅な変質を強いられるほかはないだろう。

当然のことながら、親密さの抑圧は恋愛の不可能性にもつながるだろう。3密を禁じられ、社交距離を測定される環境下では、新しい恋愛の実践は実質的に不可能だ。性愛は夫婦か同居するパートナーのみに許されたものになるだろう（それすらも危険という指摘もある）。性愛においても、われわれはかつてないほど高度な禁欲を〈自ら進んで〉強いられている。

「濃厚接触」という通常なら性愛を連想させずにはおかない言葉も、定義上はたとえば「手で触れることのできる距離（目安として1メートル）で、必要な感染予防策無しで、患者（確定例）と15分以上の接触があった者」までを含むということになり、そうであるなら身体に直接触れるなどもってのほか、ということになりかねない。

ましていわゆる風俗産業をはじめとする性的サービスは、クラスターの発生源として完全に駆逐されようとしている。感染と世間体を恐れる客はコロナ禍の終焉まで禁欲し、AVの無料ストリーミングサービスなどを活用して自身で処理しようとするだろう。あらゆる身体接触が禁止され、バーチャル・セックスが流行する社会を描いた映画「デモリションマン」を思わせるディストピアが、一時的にせよ現前しつつある。

こうしたCPの風潮に絶望し、うんざりしたあなたには、しかし自暴自棄になることすら許されていない。あなたがやけを起こして感染すれば、それはただちにあなたの家族、友人、隣人と言った親密圏の人々をリスクにさらすことになるからだ。韓国では自粛に疲れた人々が「もうどうにでもなれ族」と化して花見に繰り出したという。あるいは死者がついに4万人に至った米国では、外出制限への抗議デモ（3密！）が続発している。このきわめて「人間的」なニュースを少しでも批判的に聞いた人は、「自暴自棄は罪」という新しい倫理観を獲得していることになる。そう、まるで集団免疫を獲得するように。

CPとコロナ・イデオロギー

COVID-19のパンデミックは、いつかは終息する。それは間違いない。その後に何が来るだろうか。確実に言えることは、「親密さ」の禁欲がただちに解除され、祝祭的な反動が訪れるであろうことだ。

その予兆はすでにある。2020年5月から全世界に急速に広がったBlack Lives Matter運動がそれだ。もちろんその運動の正当性は疑うべくもない。しかし、あれほど速く、あれほど広範囲に運動が広がった背景にあるのは、人類の覚醒などではなく、長期化したひきこもり生活への反発やうんざり感であったことは確実だろう。運動の趣旨には全面的に賛同しつつも、どこか「便乗」的なニュアンスを感じてしまったのはそのためもあるだろう。

しかし、その後にいくつかの後遺症を遺しつつも、徐々に「経済」と「社会」が、そして「日常」が回復されていくだろう。むしろそうあらねばならない。

100年前のスペイン風邪がそうだったように、2020年のコロナ禍も、おそらくは忘却されていくだろう。パンデミックには日付がなく、グラウンド・ゼロもない。つまり、震災や天災のような形での社会的外傷を遺しにくい。だから私の念頭にあるのは、現在のパンデミック下で獲得されたCPの意識が、無意識に未来に継承されてしまうことへの懸念である。

いまや「他者」は、単なる外部の存在、異質な存在であることのみを意味しない。他者は「疫学的他者」となった。疫学的他者とは何か。一般に手術室では、人体は無条件に「不潔」であり、人の素手が触れたものはことごとく「汚染」されたとみなされる。これにきわめて近い清潔意識が一時的にせよ普及したのだ。社会的距離の感覚と相まって、他者の「不潔」性の感覚が、われわれの身体にインストールされた。パンデミックそのものは忘却されても、そうした身体感覚が部分的にせよ残るとしたらどうだろう。

CPには、しかし確実に保健や治安に寄与する面があり（すでに犯罪率は減少傾向というデータがある）、ひきつづき倫理観として機能し続ける懸念がある。ある種の業務はテレワークのほうがはるかに効率化されることに人々が気づきはじめれば、CPは資本主義にすら貢献するだろう。ここで誰もが連想するのは、プロテスタンティズムの禁欲性が資本主義を発展させたとするマックス・ヴェーバーの所説であろう。禁欲的プロテスタンティズム（ピューリタニズム！）が篤い地域ほど、資本主義がより高度に発達した事実から、ヴェーバーは禁欲性と資本主義のエートスの逆説的とも見える親和性を読み取っていく。

ヴェーバーが重視したのはカルヴァン派の予定説だった。どう生きようと救済されるものは予め決まっているという考えは、人々を自堕落にするのではなく、むしろ勤勉にしたというのだ。なぜなら人々は、「神に救われるように予め定められた人間は、禁欲的に天命（Beruf＝職業）を務めて成功するはずである」と考えたからだ。つまり禁欲的に仕事に励むことは、自分こそ救済されるべき選ばれた人間であるという証を得ることにつながる。かくして人々は懸命に働き、得られた収入をさらなる仕事のために投資した。ここから資本主義のエートスが生まれたのである。

ならばCPは何をもたらすだろうか。私の見聞した範囲では、少なくとも自閉症スペクトラム障がい（ASD）圏に近い認知特性を持った人々にとって、CPは快適な社会環境を提供した。他者と接する必要がなく、社会参加よりもひきこもりが推奨され、オンライン環境があれば仕事も消費も十分に可能となる。ASDと診断されていなくても、そうした世界のほうが快適で生産性も上がるという人が一定数存在するということ。

後述する通り、CPには本来のピューリタニズムに備わっているような超越性は欠けている。しかし、そうした曖昧な超越性が欠けているぶんだけ、明確な行動指針を与えてくれるもするだろう。ＣＰという新たなエートスが、少なくない人々を救済し、彼らに居場所を与え、その生産性を向上させうるとすれば、果たしてわれわれはＣＰを否定しうるのだろうか。

実はこうした、対象を限定したＣＰの適用は、すでに倫理性とは無関係であるという意味において有意義である。問題はやはり、ＣＰが倫理性、あるいは価値規範として継承されてしまうことだろう。

「ｗｉｔｈコロナ」という言葉を創案した安宅和人は、これからの社会が人口を密集させることで効率的で快適な都市空間を作り出す方向から一転して、社会的距離とリモートワーク、開放性と非接触性を重視する「開疎化」へ向かうべきであると主張する。これは都市から地方へという動きも加速し、東京一極集中を緩和することも期待されるため、安宅の論は大きな注目を集めた。

今回のコロナ禍から一気にその流れが生ずるかと言えば疑問もあるが、「ｗｉｔｈコロナ」を巡る議論は、ＣＰ的な価値規範に基づいて社会のインフラを再構築し、社会全体の生産性を維持または増進しようという点では、ＣＰ的資本主義とみなすことも可能だ。安宅がそう言っているわけではないが、この価値観の延長線上には一種のネット万能主義のような思想が見え隠れする。

こうした傾向を批判するのは哲学者の東浩紀だ。

「この数ヶ月で、世界は急速にそのネット万能主義に支配されてしまった。仕事はテレワークでいい、教育はオンラインでいい、友だちつきあいはSNSでいいし、買物も食事も宅配でいい、要はZoomとAmazonとUber Eatsさえあれば身体の触れ合いがなくても問題ないと、世界中のひとが認めてしまった。そして移動の自由も集会の自由も放棄し、みな家のなかに引きこもってしまった。その動きに対する知識人の反発も、これまた驚くほど少ない」（「観光客の哲学の余白に（20）コロナ・イデオロギーのなかのゲンロン」）。[*1]

東はこうしたネット万能主義を「コロナ・イデオロギー」と批判的に命名した。なぜなら「情報の交換だけでは人間はダメになる、哲学や芸術を理解するためには情報の『外』との触れ合いが必要」であるからだ。

つまり、価値規範として定着しつつあるCPは、それを思想的に正当化してくれる「コロナ・イデオロギー」と結びつくことで、いっそうこの社会に深く根を下ろし、強力に機能し続ける可能性があるのだ。

こうした状況がもたらす副作用はほかにもある。

たとえば「身体接触」ならびに「親密さ」のタブー化は、なかば必然的に監視の強化につながった。韓国の保健当局は、国民の個人情報を詳細に把握しており、感染者が出た場合にどこにいたか、誰と会ったかをただちに把握しスマホなどを通じて情報を拡散する「監視社会」を作り出した。安全とプライヴァシーの交換においては、ためらいの介入する余地はほとんどなかっただろう。

パンデミックの緊急事態下では「生権力」が最大化する。日本ではこれほどの徹底は困難だろうが、それでも感染追跡アプリなどを用いて感染者の行動把握を強化する動きがはじまっている。こうした生活環境に馴致されていく中で、CPがパノプティコン以上に強力な自己監視と自己統制のルールとして内面化されてしまう恐れはないだろうか。一切の超越性と教養を欠き、エビデンスとルールのみで構成された倫理が人々の内面まで支配してしまうこと。不健康は悪であるという思想が隅々まで行き渡り、病気であることは悪でありうしろめたいこととみなされてしまう社会。やはりそれはディストピアと呼ばれるべきではないだろうか。

おわりに

それではわれわれは、CPとどのように対峙すべきなのだろうか。

私の答えはシンプルである。パンデミックの教訓は、次のパンデミックのためにとっておこう。CPは、緊急事態宣言やロックダウンと同様に、非常事態をしのぐためのルールでしかない。このタブーは平時には「有害」である。それは対話を、関係を、そして物語を毀損するからだ。たとえあなたがCP的世界を意外なほど快適であると感じていたとしても、CPそのものはポストコロナの日常においては有害な価値規範となりうる。よってコロナ禍の終息宣言が出されたら、CP的な発想も緊急避難セットの箱にしまい込んでおくべきなのだ。

終息宣言を迎えたら、何をおいても、もう一度マスクを外し、主体的に、エアロゾルとともに、3つの「密」を回復しよう。それは対話と関係と物語を、つまり人間と社会を修復することを意味するだろう。これらはわれわれが想定していた以上に、社会を構成する基本的な条件だったのだ。その理由については別の場所で詳しく論じた（本書所収「人は人と出会うべきなのか」）。

ただし、そう言ったからといって、これはCP的な価値観や「コロナ・イデオロギー」について、すべてを完全に忘却すべきである、という意味ではない。先述した通り、そうした価値観を享受し、その世界が少しでも長く続くことを願っていた少なからぬ人々の存在がある。だから私たちは、もはや親密さに基づいた対話や関係を、それのみが自明で自然なことであるかのように思い出したり回復したりすべきではない。そうした人々の存在は、私たちに「多様性」の新たな意味を教えてくれるだろう。ここには新しい「ノーマライゼーション」の契機がある。それはたとえば、対面とリモートをハイブリッドに組み合わせた、柔軟な教育や就労のスタイルをもたらすかもしれない。あるいはリアルに人と会うこと（私の言葉では「臨場性」）の価値を、かつてないほど高い精細度の視点で検証し直すことにつながるのかもしれない。

だからこそ、日常生活の修復とともに、慎重な検証作業が進められなければならない。コロナ禍にあって、人々の心性や行動がどのように変容したか。そこからいかなる価値観が生まれたか。どのような判断や価値観が、感染拡大において抑止効果を持ち得たか。その価値観のうち、何が問題を拡大し、何が当座しのぎであり、何が普遍的なものであったか。そこから人々や世界は何を学び、社会はどのように変容したか。

私の考えでは、コロナ終息後の世界は「ポストコロナ」と呼ばれるべきではない。とはいえ「ｗｉｔｈコロナ」という苛烈な意識をどこまで維持できるものだろうか。ウイルスと共存するほかはないわれわれの宿命として、今後もパンデミックの反復は避けられないだろう。だとすればその世界は、仮に「インターコロナ」と呼ばれるべきではないだろうか。「次回」が今回の第2波にあたるのか、次のパンデミックになるのかはまだわからない。しかしそのときまでに、われわれは検証によって得た知恵を武器として、もう少し賢明にウイルスと対峙できるのかもしれない。

（note 2020/04/20、筑摩書房編集部編『コロナ後の世界』筑摩書房収録）

＊1　https://genron-alpha.com/gb048_01/

失われた「環状島」

奇妙な健忘

歴史上もっとも奇妙な健忘状態、その1つとして「スペイン風邪」を挙げたとしても異論は少ないだろう。鳥インフルエンザに起因するこのA型インフルエンザウイルス（H1N1亜型）は、全世界でパンデミックを引き起こし、もっとも多い推定で1億人が死んだとされている。掛け値なしに人類史上、もっとも大量の死をもたらした災厄である。いかなる飢饉も天災も戦争も独裁政権も、スペイン風邪には及ばない。にもかかわらず、その経験は忘れられた。ここへ来てスペイン風邪関連の書籍が売れ行きを伸ばし、人々が急速に「思い出し」はじめている事実こそが、健忘の何よりの証左である。

A・W・クロスビー『史上最悪のインフルエンザ　忘れられたパンデミック』（みすず書房）は、最終章でこの忘却の奇妙さに焦点を当てている。

スペイン風邪はアメリカにおいても、20世紀のすべての戦争よりも多くの死者を、わずか1年でもたらした。にもかかわらず、たとえばサミュエル・エリオット・モリソンやアーサー・シュレジンジャー・ジュニア、リチャード・ホフシュテッターといった歴史家たちは、その米国史の記述において、このパンデミックをほぼスルーした。

パンデミックを直接経験したはずの「失われた世代」の作家たちも、同じ「健忘」に陥っている。ちなみに「失われた世代」の命名者であるガートルード・スタインも、パンデミック当時、フランスで救急車の運転手（！）として働いていた由。自らを時代の記録者とみなしたフィッツジェラルドも、自らの部隊の4分の1が感染したフォークナーも、インフルエンザとの闘いのため看護婦の恋人に捨てられたヘミングウェイも、その作品にはほとんどパンデミックのことを記述していない。

クロスビーはその理由として、おおむね以下のような要因を挙げている。

- パンデミックが、第一次大戦の末期と重なってしまったこと。最初の総力戦として桁違いの死者をもたらしたこの戦争が、死を日常のものとしたため、パンデミックのインパクトが薄れた。
- 病気の経過があまりドラマチックでなかったこと。それはすばやくやって来て、それと知られずに去っていく。そこにはたとえば結核のような闘病の苦悩も、がんのような死をめぐる苦痛や葛藤も、天然痘やポリオのような目立った瘢痕もない。死ななかった人間には、風邪をひいた程度の経験でしかない（この病には致死的な病が持っている超越的、あるいは象徴的な要素が決定的に欠けている）。

・若く壮健な者が死ぬことが多く、社会的に重要な地位の人間はそれほど多くは犠牲にならなかった。それゆえ記憶に残るような悲劇性が弱まった（とはいえギョーム・アポリネール、マックス・ヴェーバー、グスタフ・クリムト、エゴン・シーレなどが犠牲になってはいる）。

もちろん肉親や恋人を失った苦悩を記した作家（トム・ウルフ、キャサリン・アン・ポーターなど）も少数ながらいるし、無名の個人の手紙や日記には、痛ましい喪失感や苦痛が記されている。しかし、社会全体として見るとき、このパンデミックはやはり忘却されたと考えざるを得ない。第一次大戦は社会的なトラウマを遺した。フロイトは兵士の罹患した戦争神経症（＝ＰＴＳＤ）から「死の欲動」を発案した。これに対してスペイン風邪は、いわば社会的に外傷化されなかった悲劇なのである。

むろん外傷の深さを決めるのは、一義的には死者数ではない。アメリカ史で見るなら２４００名の犠牲者を出したパールハーバー、５万８２２０人の犠牲者を出したベトナム戦争、ヒッピー文化を終わらせたシャロン・テート事件、アメリカを監視社会へと変質させた９・11の同時多発テロ（犠牲者２９９６人）などが深い社会的外傷となって記憶されている。そうした記憶と対比するとき、スペイン風邪の記憶の希薄さは、やはり奇妙なものと言わざるを得ない。

もちろんこれはアメリカに限った話ではない。日本でも感染者2390万人（当時の日本人口の半数以上：Wikipediaによる）、推計45万人という死者を出しながら（速水融『日本を襲ったスペイン・インフルエンザ――人類とウイルスの第一次世界戦争』藤原書店）、スペイン風邪の痕跡はひどく希薄だ。試みに手元にあるいくつかの近現代史の年表をめくってみたが、みごとにスペイン風邪の記載がない。疫病の流行は位置づけが難しいとか、後述するように日付が定め難いといった理由はあるにせよ、「健忘」ぶりはアメリカと選ぶところがない。ちなみに文学作品では武者小路実篤『愛と死』のお転婆美少女ヒロインがこの病気で亡くなるが、調べた限りでは他に顕著な例がなかった。

なぜスペイン風邪は忘れられたのか。クロスビーの推論はそれぞれに説得力がある。しかし、それがすべてとは思えない。ひょっとするとスペイン風邪における奇妙な健忘は、今回のCOVID-19のパンデミックにおいても反復されてしまうのではないか。もし健忘の理由がクロスビーの推論に尽くされるなら、時代背景の異なる今回はその懸念は少ないはずだ。当時とは異なり、報道も連日コロナ一色で、多くの識者が熱心に対策を論じている。こんな途方もない事態をわれわれが忘れるなどということが、本当にありうるのだろうか？

環状島とは何か

私はあると考える。パンデミックは上述の要因以外にも、忘却されやすい条件をいくつも持っている。それはいまだ実証はされていないため（されようもないため）、ここから先はすべて、私なりの「仮説」ということになる。

あの健忘の原因は、「環状島の欠如」ではないだろうか。

いきなり何のことかと思われただろうが、これは精神科医の宮地尚子氏が提唱している「トラウマの語り」が持つ構造のことだ。環状島とは真ん中に沈黙の〈内海〉がある、ドーナツ型の島を意味している（図1）。

トラウマを巡る語りや表象は、中空構造をしている。トラウマが重ければ、それは沈黙の海に消えていきやすい。内海では自殺などで死に至ることもあるし、生き延びたとしても、二次障害で精神疾患などを患って語れなくなることもある。環状島の内斜面には、生き延びた被害者のうち、声を上げたり姿を見せたりできる人がいる。一方、外斜面にいる支援者は、尾根を越えて内斜面に入っても、沈黙の内海には飛び込めない。現場に入っていかざるを得ない支援者もいるが、惨状を目にして自分が被災（惨事ストレス）することもある。

このモデルは、地震や台風などの天災においてもっともよく当てはまる。内海にあたるのは被災地だ。直接被災した人々が進んで声を上げることは多くない。むしろ被害が深刻であ

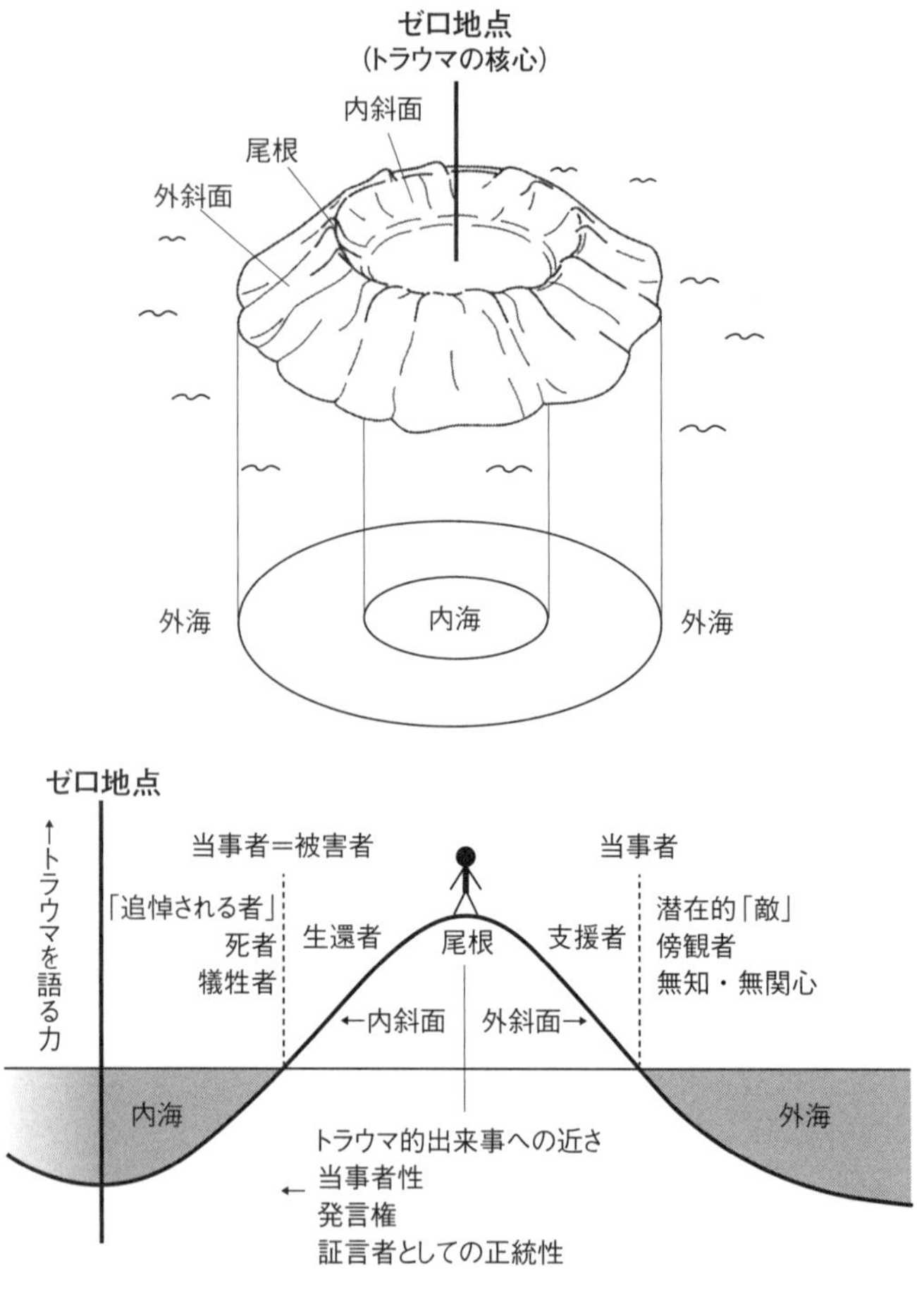

図１　環状島の構造（上）と断面図（下）　（宮地尚子『トラウマ』岩波新書より）

るほど、自死や後遺症、ＰＴＳＤや解離症状によって、人々は言葉を奪われる。圧倒的な被災体験が言葉を剥奪し、長い沈黙をもたらすのだ。

宮地氏は環状島の「尾根」に支援者の存在を想定しているが、私はそればかりではないと考える。震災後、もっともかまびすしかったのは「尾根」の人々の声だった。被災者に共感するもの、同情するもの、批判するもの、風評やデマを飛ばすものなど、おびただしい言説がここから発生した。当事者ではない人々ほど饒舌になるという傾向は、被災に限った話ではない。当事者ではないがゆえに客観的な視点を持てる者もいれば、物見遊山気分でネタをあさる者もいるだろう。これは大きな災害に際して生ずる社会的反応として一般的なものなので、それについての批判はいったんは措く。[*1]

「外海」について言えば、被災地から遠く離れるほど、関心の低下とともに再び語りは減衰する。阪神淡路大震災時の東北、あるいは東日本大震災時の関西の人々の反応を想起してみよう。外海の凪は無関心による沈黙である。

「記憶のための環状島」仮説

以上をふまえ、私の仮説はこうだ。「災厄の年」が社会的外傷として記憶されるためには、どういう形にせよこの「環状島」の構造が必要となる。なんらかの集団的な布置として、「語り得ない当事者」集団と、それを取り巻く「饒舌な非当事者」集団という対比が重要な意味を持つのだ。それは必ずしも環状島そのもののように、同心円の構造をとる必要はない（宮地によれば、時間軸に沿って展開される環状島もありうる由）。しかしいずれにせよ、この構造があればこそ、人は「集団的な外傷」を語り継ぐことができたのではなかったか。

もっともわかりやすい例は、やはり東日本大震災の記憶だ。ひところほどは語られなくなり、記憶の風化が進みつつあるとはいえ、〈幸いなこと〉に、社会はまだ被災の記憶を維持してくれている。私は、まだ被災期間は終息していないと考える立場だが、その点は今は措く。これもあの震災の直後から堆積し続けた、膨大な語りとテキストの効果ではないか。実際、あの震災は過去のどの災害にもまして語られ、あるいはアートから映画に至るまで、詩から小説、評論に至るまで、夥しい数の作品をもたらした。このような災害は空前のものである。

トラウマとは、断片化によってひとまとまりの想起が困難であり、それゆえ反復を強いられる記憶のことだ。その反復ゆえにあの経験は、環状島の尾根から外周にかけて、膨大な「表現」を積み重ねてきた。当事者の沈黙と非当事者の饒舌の対比は、形を変えつつ現在も続いている。原発事故の記憶も、語りの持続に寄与しただろう。政権与党の強い意向にもかかわらず、原発の再稼働が想定以上に立ち遅れている原因の1つにも「震災の記憶」があるはずだ。その記憶は継承され、少なからず社会を変えてきた。それは事実と言って良いように思う。

被災の記憶というものは、このように継承されていく。繰り返すが、それを可能にした要因の1つが、被災地を中心とした「環状島」の構造ではなかったか。トラウマの記憶は、膨大な語りや表現の堆積と、その中核にある語りからも表現からも逸脱する外傷的な刻み目という構造によって成立する。語り得ない「現実《リアル》」の内海と、それをふちどる稜線めがけて蝟集する夥しい隠喩と象徴の断片たち。どんな語りも分析も、決して内海には到達できない。しかしすぐれた分析も表現も、物語やデマですらも、この稜線からしか生まれないとしたら。それを「相関主義」と呼ぶ立場のことは承知しているが、実在論的に「外傷」にアプローチする手法がさしあたり存在しない以上、少なくとも臨床の語りは相関主義的であるほかはない。

環状島の欠如

閑話休題、パンデミックにおいては、この環状島が形成されにくいと考えられる。つまり外傷の中心を局所化するようなモメントが存在しないのだ。そこには「グラウンド・ゼロ」がない。誰もが当事者であり得るのに、ほとんどの人が当事者ではない。たとえPCR検査が陽性だったとしても、当事者性が得られるとは限らないのだ。にもかかわらず、パンデミック下の常識は「自分が感染している前提で行動すること」、すなわち自分の当事者性を自覚することだ。いわば人類の汎当事者化である。パンデミックの「パン」は「汎」を意味するが、汎化した外傷は環状島を形成しないため、パンデミックは忘却されやすくなる。

もちろん個人的外傷は別だ。スペイン風邪の際にもそうだったように、肉親や愛する者をCOVID-19で喪った者の悲嘆やトラウマが軽々しく扱われて良いはずがない。私が本稿で問題にしたいのは、ポストコロナにおいて、社会変化をもたらすような集団的外傷化が起こりえないのではないか、という懸念である。

これに対しても異論はあるだろう。志村けんや岡江久美子といった著名人が亡くなったこと。経済活動が停滞し、仕事を失い、廃業を余儀なくされたこと。自宅閉居生活を長期間にわたり強いられ、ＤＶや虐待が増えたこと。感染の不安があるのに、ＰＣＲ検査が受けられなかったこと。こうした強いストレスが、集団的な外傷を形成する可能性も、決してゼロとは言えない。

しかし、たとえばあなたはコロナの「日付」を覚えているだろうか？　あなたが「新型コロナ感染」のニュースに初めて接した日はいつだったか？　私は覚えていない。誰もがそうであるように、「９・11」も「３・11」も、「ジョン・レノンが撃たれた日」についても、自分がどこに居て何をしていたか、いまなお鮮明に記憶しているというのに（フラッシュバルブ記憶）。パンデミックには日付がない。そのとき誰もが「こんなことになる」とは思わなかったから。そう、そこからすでに「健忘」ははじまっていたのだ。

ならば現時点で、あなた自身はどう感じているだろうか。この異常な日常を受け入れながら、「大変なのは私だけじゃない」と呟きながら、様変わりした日常にゆっくりと慣れつつあるのではないか。少なくとも私はそうだ。全員が当事者であることは、不便や不自由をこらえやすくしてくれる。「なぜ自分（われわれ）だけが」という思いは、そこには乏しい。

サバイバーズ・ギルトと潜在性

「なぜ自分だけが」からの連想だが、新型コロナによる死は、サバイバーズ・ギルト（生存者の罪悪感）をもたらしにくいのではないか。事故や天災によって唐突に断たれた命は、遺族に「なぜ私ではなくあなたが」という罪悪感をしばしばもたらす。しかしパンデミックによる死では、そのような感情が生じにくい印象がある。少なくとも報道を見る限りでは、「自分が感染させてしまったかも」という後悔はあり得ても、「なぜ私だけが助かったのか」という遺族の言葉はあまり見当たらない（もちろん罪悪感があってしかるべき、という意味ではない）。

この推測が事実であるとして、これは事故や天災の死が「潜在性の問題」であるのに対し、疫病による死が「可能性の問題」であるためではないか。

「潜在性の問題」とは、誰にも死の可能性が平等に潜在していて、いつ自分が死んでもおかしくなかったのに、たまたまあの人だけが死んでしまった、という状況である。空襲や原爆の死はこちらに近い。一方感染症が「可能性の問題」に近いのは、「死の可能性」が平等ではないからだ。年齢や健康状態、感染機会などを総合すると、自分よりもあの人のほうが死ぬ確率が高かった。感染症はそうした推論を可能にする。死は平等である場合に生存者の罪悪感をもたらしやすく、そうではない場合には罪悪感につながりにくいのではないか。生存者の罪悪感もまた、環状島の重要な構成要素である。災厄が自分を選んだ不幸、選ばなかった不幸、それらはいずれも、環状島の中核を縁取る重要な感情なのだ。

忘れないためにできること

パオロ・ジョルダーノのエッセイ「コロナウイルスが過ぎたあとも、僕が忘れたくないこと」（『コロナの時代の僕ら』早川書房）には、以下のようなくだりがある。

「僕は忘れたくない。ルールに服従した周囲の人々の姿を。そしてそれを見たときの自分の驚きを。病人のみならず、健康な者の世話までする人々の疲れを知らぬ献身を。そして夕方になると窓辺で歌い、彼らに対する自らの支持を示していた者たちを」

これに続けてジョルダーノは、いくつもの「忘れたくない」ことを列挙していく。彼もまた、恐れているのだ。この騒ぎもいったん過ぎれば、みんな何事もなかったように元の生活に戻っていってしまうのではないか、と。しかし、ウイルスとの闘いは今後も続く。新たな危機に今のうちから備えると同時に、これまでとは違う未来の在り方を各自が模索しなければならない。

そう、われわれは否応なしにパンデミックを受け入れ、そうした日常に慣れていく。だから沈黙すべきではない。社会的には沈黙、すなわち忘却である。この異常な日常を記憶し、記録し、語り続けなければならない。その意味では、タイムラインをアマビエ[*2]で満たす行為すらも、この日々の異様さを「稜線」に刻む意義を持つだろう。私は日記代わりに、COVID-19に関する記事や文章を、日々Evernoteに保存することを自分に課している。体験もなく物語もなく、日付も場所もない「疫病の年」の記憶を、せめてデジタル遺構のような形で未来に継承できないものか。

個人の外傷についてならば、適切に語ることがその外傷性を緩和してくれる。外傷が消えてしまうことはないが、無害化・瘢痕化することは可能だ。ならば「社会的外傷」はどうか。それはしばしば、容易に忘却される。語られることをやめたとき、外傷はなかったことになる。私にはそれが望ましいこととは思えない。パンデミックは忘却されやすい災厄だ。だからこそ適切に外傷化される必要があり、望ましい社会的変化という瘢痕を遺す必要がある。「ポストコロナ」ではなく「インターコロナ」、疫後ではなく疫間を生き延びるためにも。

むろん個人については「適切な外傷化」など語義矛盾でしかない。外傷はコントロールを逸脱するからこそ外傷なのだから。しかし社会的には、それは可能なのではないか。災害であればそれを命名し、遺構を保存し、災害の起きた日付に犠牲者を追悼する、といった行為がこれにあたるだろう。要するに祭祀化である。新型コロナのパンデミックを「適切に外傷化」あるいは「マイルドに祭祀化」するために、以下のことを提案したい。

・日本における新型コロナ発生の「日付」を定めること。
・同じく発生の「場所」を定めること。
・以上の日付と場所は象徴的なものなので、事実とは無関係に設定されることが望ましい。[*3]
・以上の日付と場所にもとづいて、定期的に犠牲者の追悼を行うこと。

むろん祭祀以上に望ましいことは、インターコロナを意識した社会変革を定着させることだろう。それは「9月期入学」のような表層的なものではなく、自粛モードが浮き彫りにした格差の是正、無理や無駄（ハンコ文化とか）の撤廃、健康弱者への十分な配慮のようなものであることが望ましい。この点については機会を改めて論じたい。

（note 2020/05/05）

＊1　ただし1点だけ。デマは問題外として、周縁部の人が言う「正しい助言」は、しばしば被災地の当事者を追いつめ傷つける。助言の当否にかかわらず。それがあの震災の教訓であると私は考えている。

＊2　「アマビエ」の絵は、豊作祈願や疫病退散の意味に加えて、疫病の記憶を適切に外傷化するための象徴＝ゆるキャラのような意義があった可能性を脳内検討中である。

＊3　記念日や場所を特定の場所と結びつけることが要らざる偏見や風評をもたらすことを防ぐため。

〝感染〟した時間

花々を見て、煙のまとわりつく木々を見て、のぼっては下るカラスの群れを見て立ちつくすわたしに、ピーターが何か言った。「野菜に囲まれて物思いかい」だったかしら。「おれはカリフラワーより人間がいいぞ」だったかしら。ある朝、朝食どき、テラスでのことだった。ピーター・ウォルシュ……もうすぐインドから戻る。六月？　七月？　どちらだか忘れた。だって、あの人の手紙は恐ろしく退屈なんですもの。覚えているのは語られた言葉、あの眼差し、ポケットナイフ、笑い顔、不機嫌。何百万の物事が何もかも消え失せて、残ったのがカリフラワーについての二言三言だなんて、とても不思議。（バージニア・ウルフ著、土屋政雄訳『ダロウェイ夫人』光文社文庫）

被災した時間

大規模な災厄は、人間の時間意識を変える。

そのことを最初に意識したのは9年前、東日本大震災の直後だった。震災は時間の流れを分断し複線化した。列島は複数の時制へと引き裂かれた。目前の復興に集中せざるを得ない瓦礫の中の時間。錯綜する情報や半減期というフレームの中で宙吊りにされた「原発」の時間。避難所の時間、無人化した村の時間、液状化の時間……。

この時間意識のありようを、私は木村敏の所説にしたがい3つに分類した（木村敏『時間と自己』中公新書）。

「ポスト・フェストゥム（祭りの後）：〝爆発〟が起きてしまった後の決定的時間」
「イントラ・フェストゥム（祭りの最中）：いままさに〝爆発〟が起きつつある曖昧な時間」
「アンテ・フェストゥム（祭りの前）：いずれまた起きる〝爆発〟を予期する徴候的時間」。

ここで〝爆発〟と呼んでいるのは、原発被害の拡大の比喩である。そのうえで私はこうも書いた。

おそらくこれは、震災がもたらした新しい事態、というわけではない。もともと時間とはそういうものなのだ。無数の時間線の交錯を、国家や時代という幻想がかろうじてまとめ上げてきた。今回大きく毀損されたのはその幻想のほうだ。骨格がむき出しになった時間の廃墟を前にして、私たちは怒りとも困惑ともつかない自らの表情をもてあましている(『被災した時間』中公新書)。

ならば、疫病はどうだろうか。疫病も同様の時間の分断をもたらすだろうか。

コロナ禍の中でベストセラーになっているカミュの小説『ペスト』には、次のようなくだりがある。ペストの流行によって植民地アルジェリアの港町オラン市が閉鎖・隔離された際の記述(カミュはそれを「追放状態」と呼んでいる)。

したがって自分たちの現在の状態は彼らを満足させることができなかった。みずからの現在に焦燥し、過去に恨みをいだき、しかも未来を奪い去られた、そういうわれわれの姿は、人類の正義あるいは憎しみによって鉄格子のなかに暮させられている人々によく似ていた。結局のところ、この堪えがたい休暇から免れる唯一の方法は、想像によって再び汽車を走らせ、実は頑強に鳴りをひそめている呼鈴の繰り返し鳴る響きで、刻々の時間を満たすことであった。(アルベール・カミュ、宮崎嶺雄訳『ペスト』新潮文庫)

もちろん『ペスト』はフィクションだ。しかし閉鎖された都市における時間のありように目を向けている点はさすがに慧眼である。カミュの描写は、ロックダウン下の都市の住民がこうむる変容した時間意識の描写として説得力がある。

ならばコロナ禍もまた、われわれの時間意識を変容させるのではないか。このところ、Twitterのタイムラインには「時間の感覚がおかしい」という呟きが散見される。その理由はしばしば、自宅にこもってテレワークをしているから、と解釈されがちだ。これは日本だけの現象ではない。「失われた〈週末〉を求めて」と題された文章で、著者のShayla Loveは、コロナ禍におけるアメリカ人の時間感覚の変化について記している（https://www.vice.com/ja/article/m7qyev/time-is-meaningless-now）。

「私たちは、一定期間に起きた出来事の数で、時間の経過をざっくりと測っているんです」とハーシュフィールドはいう。「つまり、いつもと同じ期間に、あまりに多数の出来事が起これば、その期間は実際よりも長く感じるというわけです」（UCLAの心理学者、ハル・ハーシュフィールド）

だからこそ、曜日ごとの決まり事やルーティンをもうけ、週末は仕事からギアチェンジして過ごそう、と著者は提案する。おそらくそれ自体は正しいはずだし、私もできるだけそうするよう心掛けてはいる。

ただ、いま私が感じつつある時間意識の変容は、曜日や経過時間の感覚がわからない、というだけのものではない。時間の見当識は失っていないが、経験様式が変わってしまったような感覚なのだ。それが多くの人と共有可能な感覚であることを期待しつつ、以下の文章を記しておく。時代の記録（クロニクル）になりそこねたとしても、個人的備忘録にはなるだろう。

同期する「コロナ時計」

2020年5月5日付のnote「失われた『環状島』で私は、「日付」がないパンデミックの奇妙な忘却されやすさについて検討した。震災との対比で言えば、深刻な社会的外傷をもたらす震災に比べ、パンデミックは外傷化されにくい。震災後の「時制の分断」は、そうした外傷に起因する時間意識の変容だったとも考えられる。ならばコロナはどうか？　外傷を遺しにくいコロナは、時間意識に及ぼす影響も小さいのだろうか？

そんなはずはない。少なくとも私の時間意識は少なからず変容した。ただしそれは、震災の影響とは対照的だ。震災は時間を分断したが、コロナは時間を均質化するのではないか。

私には、全世界が「コロナ時計」に強制的に同期されつつある、としか思えない。この同期を逃れられる場所は、地球上のどこにもないかのようだ。同期を無視することは命にかかわる——かのようにふるまうことを期待されている——からだ。

話を一般化する前に、今私に起きつつあることを記しておく。

時間意識の変容は、まず記憶の混乱として生じた。コロナ以前の記憶との距離感がつかめない。さまざまな記憶が、はるか遠くに感じられる。コロナ以降の時系列も曖昧だ。ダイアモンドプリンセス？　アベノマスク？　志村けん逝去？　つい最近だった気もするが、何もかもはるか昔のことのような気もする。いったい3月に、4月に、自分は何をしていただろうか。スケジューラを確認すれば「何をしたか」の記憶はある。まだ認知症の気はなさそうだ。しかし出来事の前後関係や距離感、いわば記憶のパースペクティブがどうもおかしい。フワフワして手応えがなく、のっぺりとして立体感がない。サイクルはあるがリズムがない。こんなおぞましい感覚は、いまだかつて経験がない。

むろん生活の変化は影響しているだろう。講演会や講座、トークイベントの類いはすべて中止。会議や打ち合わせ、会食の予定もすべてなくなった。大学の授業もゼミも中止で、時折Ｚｏｏｍミーティングが入る程度。病院への出勤を除けば、食材の買い出しくらいしか外出はしない。自宅では原稿を書き、遠隔授業のための動画を作り、本を読み、料理をし、猫に点滴をして、ＶＯＤで観そびれていた映画を観る。その繰り返しだ。

診療は続けている。実は本業が精神科医なもので、週に3日ほど患者を診察している。余談ながら記しておけば、コロナ禍の不安やストレスについて質問しても、ほとんどの患者は「気になりません」と答えてくれる。たまに「つらい」と訴える患者に聞くと、コロナの不安よりは家族全員がずっと家に居ることのストレスだったりする。

決定的に変わったのは、生活の均質化だ。日課がワンパターンになり、不測の事態が滅多に起こらず、〝濃厚接触〟の相手はほぼ家人のみ。むろん私はひきこもり生活がそう嫌いではないし、雑用も含めて日々こなすべきことは色々とあって、時間をもてあますということはない。よって、現在の生活が、さしあたりひどく苦痛ということはない。

にもかかわらず、時間の感覚は決定的に変質した。その理由について考えている。やはり、最大の要因はコロナ禍だ。その報道にまったく接していない人は、ほとんどいないだろう。なにしろ生活にかかわるのだ。緊急事態宣言は解除されるのか。休業補償はどうなるのか。マスクは、消毒液は、例の10万円は、いつどこで手に入るのか。日々のニュースが国民全員の「生」にこれほど密接な影響を持ったのは、戦後初めてのことではないか。結果、私も含め人々の興味と関心は、コロナの動向を中心にありえないほどシンクロさせられている。日本ばかりではない。全世界がそうなのだ。

世界はいわば「コロナ時計」のもとに強制同期させられている。感染が終息しつつあるとされる台湾や韓国も、おそらく例外ではないだろう。グローバルネットワークやSNSが、この空前の一体感を加速する。国ごとに、地域ごとに流れる固有の時間は消滅しつつある。いまこそ連帯せよと賢人たちに説かれるまでもない、世界はすでに、かつてないほど「同じ時間」を生きている。

こうした同期の副作用だろうか、われわれはもはや「未来」を予測できない。それは誰かの言葉を借りるなら「未来人ネタは全部嘘だった」ということでもある。ネット上にときどき書き込まれる予言ネタは、どれ1つとしてこのパンデミックを予見できなかった。人類が克服したはずの「感染症」が、まるで「弱いくせに超しつこいチンピラ」のように回帰してくるなどというシナリオは、どこにも存在しなかった。

ついこのあいだ、ひさびさにSF映画の金字塔「ブレードランナー」を観て愕然とした。わが裡なる「コロナ・ピューリタニズム」のせいだろうか、あの世界が魅力的である以上に「不潔」に見えてしまったのだ。そう、スラムとハイパーテクノロジーが同居する、サイバーパンクな未来はもう来ない。理由は単に「不潔」だから。ウイルスとの共存を選ぶほかはない以上、SFの未来イメージも大幅な変質を強いられるほかはないだろう。コロナはわれわれの想像力すらも蝕みつつあるのだ。それが時間意識に影響しないはずがない。

複数の時間線

コロナ禍の経験からはっきりしたことの1つは、人間の時間感覚が、その複数性によって支えられていた、ということだ。木村の分類は、気質分類のような装いを持ってはいるが、実はその3分類のすべてが個人の時間意識に含まれている。[*1] 祭りの前、祭りの中、祭りの後。これに限らず、人間の時間意識は、主に社会とのつながりや人間関係によって規定された無数の時間の流れをより合わせたものだ。その流れを仮に「時間線」と呼ぼう。

ベルクソンからハイデガーに至る時間の哲学については、今は措こう。あるいは尺度を用いて計測可能な「時間の認知心理学」も今は忘れよう。これから論じられるのは、木村敏が言うところの現象学的な時間の精神病理学だ。異常な条件と環境の下で、時間の質的な体験様式がいかなる変化をこうむるのか。

時間にはクロノス時間とカイロス時間とがある。クロノス時間とは、時計で計測可能な客観的時間のことだ。これに対しカイロス時間は主観的時間を意味する。恋人と過ごす時間を一瞬に、退屈な講義の時間を永遠にするのがカイロス時間だ。クロノス時間は万人が共有しているが、カイロス時間は個人ごとに異なるし、後述するように個人の中にも無数のカイロスがある。

極論すれば、個人の生を構成する時間線は、終わったイベント、予定されたイベント、会った人、これから会う人、といったかかわりの数だけ無数に存在する。[*2]このおびただしいカイロス時間群こそが、時間の経験と記憶の連続性とパースペクティブを可能にする当のものだったのだ。

もちろんこのことは、私の創見ではない。冒頭に引用したヴァージニア・ウルフ『ダロウェイ夫人』において、そうした時間意識がすでに活写されている。ウルフは「現在の瞬間」の中に、現在のみならず、過去の記憶や未来の予感といった無数のイメージが潜在しているさまを繰り返し描く。彼女はそれを「トンネル掘り」と呼んでいたが、この技法で描かれる「意識の流れ」は、おびただしい時間線がおりなす混色の織物のようだ。

コロナ時計は、クロノス時間ではない。それはイベントと統計、不安とパニックによって駆動される、単純化されたカイロス時間だ。コロナ時計への強制同期は、私を含む多くの人の「時間線の複数性」を一気に縮減してしまった。それを象徴する言葉が、あの「不要不急」だ。やむをえないこととはいえ、「不要不急」の自粛こそが、時間線を単純化した最大の要因であろう。その結果、記憶の遠近法が崩れはじめ、ふやけた現在が「今‐今‐今‐……」と不連続に連なり続けている。

解離した時間

実はこの状況は、木村の離人症患者の時間体験に関する記述にきわめて近い（前掲書）。離人症とはこの場合、外界から現実感が失われることを意味する。現代の精神医学においては、これは解離症状の1つだ。解離にはさまざまな定義があるが、私の解釈では、強いストレスに曝される経験によって、心の中にある種の隔壁が生じた状態を指す。隔壁にはさまざまな「深さ」がある。記憶のレベルに生じた場合は「健忘」ないし「全生活史健忘（いわゆる記憶喪失）」になるし、人格レベルに隔壁ができると「解離性同一性障害（いわゆる多重人格）」になる。隔壁とはもちろん比喩で、知覚や経験、記憶の連続性が失われた状態を意味している。

それでは離人症患者は、時間をどのように経験しているのか。木村の記述を以下に引用してみよう。

「時間の流れもひどくおかしい。時間がばらばらになってしまって、ちっとも先へ進んで行かない。てんでばらばらでつながりのない無数のいまが、いま、いま、いま、いま、と無茶苦茶に出てくるだけで、なんの規則もまとまりもない」

「時計を見ればいま何時ということはわかるけれども、時間が経って行くという実感がない」

「時と時とのあいだがなくなってしまった」

ここまで重篤ではないにせよ、私が感じている時間意識はこれにきわめて近い。野間はいみじくも、こうした時間意識のありようを「コントラ・フェストゥム」と呼んだ（野間俊一「抵抗する解離――コントラ・フェストゥムと現代」柴山雅俊（編）『解離の病理――自己・世界・時代』岩崎学術出版社）。祝祭的な「リアル」から遠ざけられる時間意識。

ここまで書いて、ようやく気づいた。なんのことはない、私自身がずっと「解離」していたのだ。コロナ時計に同期した生活を取り巻くゼリー状にふやけた外界、過ぎ去る日々のとらえどころのなさ、時間感覚の曖昧さ、無力感というより脱力感、奇妙な現実感の希薄さ。先の見通せない仮住まいの日々が、時間の感覚を溶解させる。これは確かに離人感だ。通常の離人感と異なるのは、この感覚が自分だけでなく、多くの人に共有されているに違いないという確信がある点だろう。

木村が指摘するように、離人症においては時間が断片化する。しかし、その逆もありうるのではないか。先述した通り、時間の連続性を担保していたのは絡み合う複数の時間線であり、時間線は縮減されるほど断片化が進むのだとしたら。この時間の不連続性は、現実感の希薄化をもたらす。言い換えるなら、日常のリアリティを支えていたのも、重畳《ちょうじゅう》し輻輳《ふくそう》する無数のカイロス時間の束なのではないだろうか。

解離とは意識の狭窄だ。狭窄した意識はしばしば「退行」につながる。より未熟な意識状態に陥ることは、認知の変容にもつながるだろう。典型的には相手を敵か味方に分類したがる白黒思考と、自分の苛立ちを相手からの攻撃と取り違える投影性同一視だ。いずれもネット環境下で増幅されやすい感情であり、このところネット上がいつにも増して殺伐として見えるのはこのためもあろう。この点については機会を改めて検討したい。

それではこの状況下で、「解離」から回復する手だてはあるのだろうか。

離人症当事者たる私が言うのも妙な話だが、私は「ある」と考えている。そう、複数の時間線を回復すれば良いのだ。そのために、何ができるか。その答えについても、さきほど触れておいた。「不要不急」の回復である。

無駄なこと、無意味なこと、非生産的なこと。そうしたことが時間線を増殖させ、リアルな時間の回復につながるとしたらどうだろう。思えばコロナ禍の初期に流行した「蘇作り」は象徴的だった。映画を観る、漫画を読む、長編小説に挑む（フィクションには無数の時間線が埋め込まれている）。頼まれてもいない文章をｎｏｔｅに書く。ヒヨコを飼い、シイタケを栽培し、プラモデルを作る。そして、それらのことについて、可能な限り対話（おしゃべり）すること。

それが〝生産的〟かどうかはどうでもいい。ただ活動――何かをすること――の機会の多様性のみが複数の時間線を育み、われわれの日常のリアルを支えている。外向きの不要不急を控えざるを得ない今こそ、内向きの不要不急を充実させる必要があるのだ。[*3]

(note 2020/05/13)

＊1　これは木村の時間論のオリジナルがマルクス主義者のルカーチやガベルに依拠していることを考慮するなら当然とも言える。
＊2　本当は重要な記憶の数だけ存在すると言いたいのだが、ここはあえて単純化した表現にしておく。
＊3　ところで「不要不急の必要性を力説する」という矛盾については、見ないふりをしていただければ幸いである。

人は人と出会うべきなのか

「というのも、各々は直接的に他者のうちに自分を知るからであり［…］しかもそれによって、各々が、他者もまた同じように彼の他者の内に自分を知るのだ」（ヘーゲル『イェーナ体系構想』法政大学出版局）

「臨場性」はなぜ必要か

コロナ禍の中で、心から消滅してほしいと思ったのは「ハンコ」である。大学が入構自粛になっているのに、ハンコを押すためだけに出勤することの徒労感。そういえばうちの大学では、会議からはほぼ完全に紙資料が駆逐されて、タブレットで会議資料を閲覧することになりはしたけれど、「ワープロで作成しプリントアウトした紙資料に押印したものをスキャンしてPDF化」という純和風デジタイズが横行しており、電子署名などまだまだimagine the futureの彼方――内輪ネタですみません――というありさまだ。というか、そもそも現政権においてはＩＴ担当大臣が日本はんこ議連議長を兼任、という漫画のような事態が容認されているので、もはや何をかいわんや、という話ではあるのだが。

われわれがこれほどまでにハンコの慣習を捨てられないのはなぜか。署名ほどの固有性もなく（三文判で済む）、本人が押したという確証もない（代理押印の横行）のに、紙という物質に朱肉で物理的痕跡を残し続けることの意味とは何なのか。もはや奇習と呼びたくなるのをこらえながら、「規則は規則」と自分をなだめすかしながら、私はハンコを押しに行く。ひょっとするとわれわれは、押印の主体がその場に立ち会ったとみなしうる痕跡を残す手間のほうを、個人認証以上に珍重しているのではないか。

それではいったい、「立ち会う」ことの価値とはなんだろうか。

人と人が出会うこと。その場に居合わせること。ライブであること。face-to-faceで話すこと。これらをさしあたり「臨場性」と呼ぼう。私がコロナ禍の渦中で目をこらしてきたのは、こうした「臨場性」の価値のゆくえについて、であった。

もちろんそれは「臨場性にはかけがえのない価値がある」、といった単純な話ではない。価値があると思われていたのに大した価値はなかったり、その逆のこともあるだろう。いままでさしたる根拠もなしに自明とみなされてきた「臨場性」の価値が、コロナ禍の中で、はじめて全世界的に問われつつある。これは精神医学ではなく、ほぼ完全に哲学のテーマだと思うのだが、寡聞にしてそうした議論はまだ見かけない。

過去のパンデミックにおいては、いまほどIT化が全面化しておらず、「臨場性」が問われることはほぼなかった。かつては「その場にいる／いない」の二者択一しかなかったわけで、だとすれば答えは「臨場がベスト」にしかならない。しかし現在の選択肢は「その場にいる／オンライン／いないし、つなげない」のように、最低3つだ。つまり「オンライン」という第三の選択肢が浮上してきたわけだ。ここで重要なことは、無条件で「その場にいる」＞＞「オンライン」とはならない、ということ。用件や作業内容によっては、オンラインのほうがベター、ということがありうる。コロナ禍の中で、そうした新しい価値基準が浮上してきたのだ。これが議論を複雑化する。

もっとも、一部の界隈で言われているような「ウィズコロナで社会は一気にリモートワークに移行」的な事態は予想以上に進まないだろう。それはIT化以降も、この社会では依然として、固定電話やFAXが重用され続けているという事実からも予測できる。和風デジタイズは、どこかで必ずアナログとのハイブリッドになるようだ。東京都が医療機関にFAXで感染者数や死者数等の情報を送らせそれを手作業で集計していると聞いたときは軽いめまいを覚えたものだが、単なる技術的な遅れ以上に、そこに「手作業の臨場性」への固執を見て取るのはうがち過ぎだろうか。

Twitter社などが一部社員には恒久的にリモートワークを認めることにしたようだが、それは社員の選択肢として容認した、ということであれば良いニュースだろう。しかし繰り返すが、そのような事態が全面化することはあり得ないし、その広がりは予想以上に小さい範囲に留まるだろう。社会はこれからも、あらゆる機会に臨場性を求め続けるはずだ。

臨場性はなぜ必要なのか。この議論はあまりにも哲学的であるため、ここで十分に展開するにはとてもスペースが足りない。しかし、さしあたり考えてみたことの、さわりのみ記しておこう。私の考えでは、臨場性が必要とされる理由は、以下の通り3つある。

①　臨場性は「暴力」である。
②　臨場性は「欲望」である。
③　臨場性は「関係」である。

以下、それぞれについて説明しよう。

①　臨場性と暴力

暴力とは何か。ここでは哲学的文脈を優先して「他者に対する力の行使」をすべて暴力と呼ぶことにする。「力」にはもちろん物理的なものから心理的、形而上的なものまでが含まれる。それゆえすべての暴力が非合法とは限らないし、ある種の暴力は悪ですらない。実際、デモから革命に至るまで、ほとんどの正義は暴力的に実践される。国家が暴力（警察、軍隊）の管理装置であるという認識は社会学では常識に属するはずだ。

政治的な話がしたいわけではない。ここで私が述べた暴力の定義を採用するなら、社会の至るところに暴力がある。人と人が出会うこと、人々が集まること、膝を交えて話すこと。それらすべてが、どれほど平和的になされたとしても、そこには常にすでにミクロな暴力、ないし暴力の徴候がはらまれている。身体的・物理的な暴力はもちろん、その人の態度や言葉、表情にすら一切の攻撃性や暴力性が見当たらなかったとしても、そうなのである。

そういえば十二鬼月《じゅうにきづき》の上弦の参である猗窩座《あかざ》は「赤子ですら薄い闘気がある」のに背後に迫る炭治郎の闘気を感知できず驚愕するわけだが、本稿での「暴力」は、この「闘気」にほぼひとしい。「普通に生きること」のあらゆる瞬間に闘気＝暴力が満ちている。この意味での暴力の否定は、ほとんど人間の否定にひとしい。

もしあなたが私のように、対人恐怖的ないし発達障害的な認知特性を持っているのなら、このことはたやすく理解できるはずだ。他人と会うことはいつでも圧力であり、侵入であり、つまりは暴力であるということ。私は精神科医として、という以上に、1人の「当事者」としてそれを知っている。

ここでもう1人の証言を引いておこう。自閉症当事者のドナ・ウィリアムズは、親切にされること、見つめられること、抱きしめられることはことごとく苦痛であったとその著書で述べている。たとえば以下のように。

あんたなんかに会いたくない、帰ってよ、とウィリー（※筆者注：ドナの別人格）は怒鳴った。しかしティムはわたしの手を取ると、わたしにやさしくキスをしたのだ。わたしは両手で乱暴に彼を押しのけた。親密さは痛みに感じられて、耐えることができなかった。ティムは立ち尽くしたまま、そうやってわたしが一人で自分と闘っているのを、見つめていた。（ドナ・ウィリアムズ『自閉症だったわたしへ』新潮社）

私は発達障害当事者ではない（たぶん）が、ドナの感覚は共感的に理解できる。「優しさ」もまた暴力であるということ。どれほど慈愛に満ちた、優しげな他者であっても、私の自我境界――ATフィールド？――を超えて接近してくる他者は恐ろしい。それは私がその他者に好意を持っているか否かとは無関係だ。むしろ、好きだからこそ恐ろしい、ということもある。もっとも、そうした恐怖は瞬時に揮発するし、その後は親密さのあたたかい感情が回復されもするだろう。だから私は、そんな恐怖などまるで感じていないかのように振る舞える。それはたぶん成熟のおかげなのだが、しかしそれでも、私の成熟はこの恐怖を完全に消してはくれなかった。

デリダは言語的差異体系の根源にarchi-violence（原初の暴力）すなわち分割する作用を想定していた。ラカンも言語の根源に「否定」の働きを想定しており、この文脈で考えるなら、私の主張は決して過激でも荒唐無稽でもない。社会の現実が言葉とコミュニケーションから構成されるとみなす社会構成主義的な立場をとるなら、「臨場性の暴力」は、こうした言語の暴力性に根ざしているとも考えられる。

人と人が出会うとき、それがどれほど平和的な出会いであっても、自我は他者からの侵襲を受け、大なり小なり個的領域が侵される。それを快と感ずるか不快と感ずるかはどうでもよい。「出会う」ということはそういうことだし、そこで生じてしまう〝不可避の侵襲〟を私は「暴力」と呼ぶ。再び確認するが、この暴力は一概に「悪」とは言えないし、あらゆる「社会」の起源には間違いなく、こうした根源的暴力が存在する。暴力なくして社会は生まれない。

それでは私のような人たちは、この長いひきこもり生活の中にあって、再び人々と親しく交われるようになる機会をどれほど待ち望んでいたのだろうか。またあの日々に戻りたい？　親しい人に会えるのが楽しみ？　それとも、ちょっと気が重い？　あともう少しだけ、こんな日々が続いてほしい？　きっとどの感情も嘘ではない。そうしたあなたの「楽しみ」も「気の重さ」も、出会いの暴力性によるものだとしたらどうだろう？

何かを決めたい、依頼したい、説得したいと思うとき、人は会うこと、集まること、すなわち「臨場性」を求めがちだ。なぜか。そのほうが「話が早い」からだ。なぜ話が早いのか。それが「臨場性の暴力」の行使だから。これから述べていくように、暴力は欲望を加速し、関係性を強化する。臨場性という暴力には、人々の関係と欲望を賦活し、多様な意思をとりまとめ、決断と行動のプロセスを一気に前に進める力がある。集団の意思決定において、しばしば集まって対話することが必要とみなされるのはこのためだ。この効率化のおおもとに「臨場性の暴力」があるということ。このことに気づき、自覚できるのは、人類の歴史上、もっとも臨場性が剥奪された今をおいてほかにない。

②　臨場性と欲望

われわれは、たった1人では自分の欲望を維持することができない。ラカンのもっとも良く知られたテーゼ「欲望は他者の欲望である」はかなり多義的な言葉だが、つまるところはそういうことだ。欲望の起源は他者である。人は欲望を他者から供給され続けなければならない。それは「他人がほしがるものがほしくなる」という意味だけではない。われわれは自分の欲望の形式や作法、そして対象までもことごとく他者から学ぶ。そのうえで自分の欲望を他者に見せつけそれを承認されたいと願う。しまいには「満たされない欲望を持ちたいという欲望」を持ってしまったりもする。つまり、人間の欲望のあらゆる過程に、他者がかかわってくるのだ。コロナ禍でひきこもり生活を強いられた人々の多くは、大なり小なりそれを実感しているのではないか。

さきほどのテーゼにおける他者とは、言語システム（象徴界）の謂でもあるのだが、この点はひとまず措こう。他者との出会いがないままで過ごしていると、しだいに欲望が希薄になり、その宛先が曖昧化してしまうという臨床的事実がある。たとえば多くのひきこもり当事者が、そうした経験を語ってくれる。何年もひきこもり続けていると、自分の欲望がわからなくなり、まったく消費活動をしなくなってしまう人が少なくない。まれに過剰な浪費に走る人もいるが、購入品の包装も開けずに部屋に積み上げてあったりする。そうした浪費は、もはや欲望よりも依存に近い。

そこそこ快適にひきこもってはいるものの、何となくやる気がわかない、気合いを入れようにも踏ん張れない、という声をしばしば聞く。なにより私自身がそんな状態になっている。こうした無気力さの原因、少なくともその一部は「他者の不在」によるのではないか。これまでの議論をふまえ「他者の暴力の不在」と言ってもよい。

長い自粛生活の中でも、たまにはリアルな会議や打ち合わせ（もちろん3密を避けて）があったりする。正直、参加するのは気が重いこともある。ところが、思い切って参加してみると、少なからずやる気が賦活されたりする。そんな経験はないだろうか。個人的には、オンライン会議にはこうした効果が比較的薄いように思われる。安定した意欲の回復には、繰り返し「臨場性の暴力」に曝される必要があるのだろう。欲望の起源は他者であるとして、欲望の活性化をもっとも促進してくれるのは暴力だ。もう少し丁寧に言い直すなら、「臨場する他者からの、ほどほどの暴力」ということになる。

③　臨場性と関係

オンラインでは完結できない領域とは何だろうか。少なくとも「関係性」が重要な意味を持つあらゆる領域は、今後も臨場性が必須となるだろう。性関係はもとより、治療関係、師弟関係、家族関係、などがそれにあたる。言い換えるなら、関係性よりもコミュニケーションが意味を持つ領域では、臨場性を捨象するほうが効率化されるため、オンラインで完結できるだろう。おわかりの通り、関係性とコミュニケーション（情報の伝達）はまったくの別物であり、私からみれば、ほとんど対義語ですらある。

以下、この結論に至る理路を説明していこう。

あらゆる関係性は非対称である。これが前提だ。言い換えるなら、非対称性が想定されない場所には関係性も生まれない。そう、「対等な関係性」などは、誰かの政治的夢想の中にしか存在しない。どんな関係性にも上下関係、支配関係が埋め込まれている。相互承認を「主と奴の弁証法」に結びつけたヘーゲルを持ち出すまでもない。本当は専門用語で「攻め×受け」と言いたい。BL界隈の言葉ではあるが、私は真剣に、ここにこそ関係性の本質があると考えている。あらゆる関係は――そして対話は――「攻め×受け」なしには成立しない。

それが固定的か流動的かは問うまい。1対1の対話は、常にすでに非対称だ。どちらがより多く話し、話題を提供し、論点をリードし、結論の言葉を述べるのか。[*1] これを完全に均等にすることはできないし、すべきでもない。対話のダイナミズムは、そうしたミクロな非対称性の位置エネルギーの落差によって駆動されている。[*2] 対等性に敏感な人ほど、完璧な対等性など幻想でしかないことを知っているはずだ。そして言うまでもなく、対話はすべての関係性の礎である。

対話と関係性が実現するため、すなわち非対称性を実践するためには、そこに身体を持ち寄ること、すなわち「臨場性」が欠かせない。なぜか。人間関係の非対称性は、身体抜きには成立しないからだ。よもや誤解する人はいまいが、それはたとえば「身体の大きさ」「力の強さ」「顔の美しさ」が優っている人が常に上位になる、という意味ではない。そこには常に「にもかかわらず」が介在してくる。身体的に優位である「にもかかわらず」、関係性において劣位になるといった事態が。繰り返すが、こんなことはBL界隈では常識以前の問題だ。重要なのは「差異」であって、差異は関係性にあっては「上下」や「攻受」に変換される、そういうことである。

そうした差異を前提として、苦痛や感情が共感され、文脈と意味が共有されること。そうした共振れは、有意味な対話の成立にはほぼ不可欠なのだが、オンラインではそれができない。オンラインで楽器のセッションがきわめて困難なのは、微妙な時差のほかに、音響空間が共有されないためでもある。それとほぼ同じ意味で、対話においても臨場性が強く要請されるのだ。

論点をまとめよう。対話と関係性が成立するには「攻×受」の非対称性が必須である。[*3] リアルな非対称性の成立には、身体を持ち寄ることがもっとも効果的である。身体的差異の効果は「臨場性」によって最大化される。よって関係の成立には臨場性が不可欠である。

それをなぜ「暴力」と呼ぶのか

繰り返し確認しておくが、私による「臨場性＝暴力」というテーゼは、価値判断とはなんの関係もない。そもそも先述のように、正義もしばしば暴力的に実践される。例の「自粛警察」はそのパロディみたいなものだ。本稿での私の主張は、ひきこもり生活のもとで、多くの人々が出会いの暴力性に気づきやすくなっている今だからこそ、「臨場性」の持つ意義を適切に評価するとともに、どれほど価値のある臨場性であっても、そこに「暴力の痛み」を感ずる人々が一定数いるという事実を知ってもらいたい、この点に尽きる。

「元のような日常」の回復。私とてそれを望まないわけではない。そこには暴力的なまでの効率の良さがあり、暴力的な悦びがあり、暴力の痛みによって賦活される欲望があった。しかし、まさにそれが暴力であるがゆえに、「臨場性」に苦痛を覚える一定数の人々がいるということ。そして、その苦痛に対しても幅広い認容性のグラデーションがあるということ。だから、私にも共感可能なその苦痛を、異常で病的なものとして単に排除――治療対象とする、など――すべきではない。私は私の「痛み」を排除したくない。すべての痛みは哲学的に正当／正常である。

「臨場性」それ自体がはらむ暴力性をふまえ、ただ反動や惰性によってそれを回復するのではなく、そこに「いたたまれない」という思いにも想像力を巡らせてみよう。「オンライン」という選択肢をどの程度受け入れ、社会に「臨場性」をどこまで、どのように回復するべきか。もしそこでも、お題目以外の理由で「多様性」を称揚しようというのなら、そこではまずなによりも、人の多様な感受性と認容性のありようを尊重し配慮する態度が要請されるべきである。

(note 2020/05/30)

＊1　「まなざしの非対称性」を想起しよう。関係性においてまなざしの交換は不可欠だが、にもかかわらず、相手と対等にまなざしを向け合うことはできない。オンラインはそもそも「目が合わない」ので論外だ。

＊2　このあたりの議論には異論もあろう。関係性の本質がなぜ「攻×受」であるのかという哲学的問題については、拙著『関係の化学としての文学』（新潮社）で十分に展開したので、そちらを参照されたい。ただし怪しからんことにはとうの昔に絶版なので、図書館などで探されることをお勧めしておく。

＊3　お前の大好きなオープンダイアローグでは「フラットな関係性」が大事、とあれほど言っておきながら「非対称性が重要」とはどういうことか。そうした疑問にはこう答えよう。どんな対話にも非対称性はあり、とりわけ医師―患者関係はそれが最大化・固定化されやすい。オープンダイアローグとはそうした非対称性を最小化・流動化するための「仕組み」なのである、と。

会うこと、集うことの憂鬱と悦び

会いたがる生き物

人は本来的に会いたがり、集いたがる生き物である。

これはもはや厳然たる事実と言って良いであろう。すでに1年以上におよぶコロナ禍の中、自粛生活に倦んだ人々が街頭にあふれている。感染者数は昨年同時期の5倍以上だ。にもかかわらず緊急事態宣言は解除されたままであり、信じがたいことにオリンピックは決行されるらしい。企業のテレワーク実施率も大幅に低下しつつあるという。

ワクチンの有効性がほぼ確実になってきて、警戒感がさらに弛緩し「今まで大丈夫だったからこれからも感染しない」という生存者バイアスが正常性バイアスと相互に補強しあう形で広がりつつある。感染状況はむしろ悪化しているが、人々はまたコロナ前のように集いはじめているようだ。

とはいえ、職場や立場による違いはもちろんある。私は医師で大学教員でもあるため、まだ上京は控えているし、会食はおろか外食もほぼしていない。立場上、ワクチン接種は優先的に受けられたが、それだけにいっそう慎重に振る舞う必要があると考えている。もっとも、医師である以上は仕事のほとんどはリモートに置き換えられない。講義やゼミはリモートのままだが、診療は早い段階から対面で行っている。

なぜこれほどまでに、人は人と会いたがるのだろうか。これはかなり根源的な問いかけである。私は2020年5月に「人は人と出会うべきなのか」と題したエッセイをnoteで公開した。[*1] この記事は予想外の反響を呼び、広く読まれた（「2020年はてなブックマーク年間ランキング」63位）。わずかに批判もあったが、反響のほとんどは共感の声だった。エッセイの内容は「会うことの暴力性」についての指摘だったが、この認識は必ずしも私個人の認知ないし発達特性によるのではなく、多くの人に共有されうるものだったのだ。そのことは私を安堵させたが、危機感も抱かせた。このままコロナ禍が終息したら、コロナ禍そのものの教訓も忘れ去られ、「会うこと」の価値や暴力性を巡る議論も風化してしまうのではないか。

「実習」はなぜリモート化できないのか

それではなぜ、人は会うこと、集うことを求めるのだろうか。

「会うこと」の価値と意義について、「教育」をモデルに考えてみよう。ほとんどの大学で講義が一斉にリモート化したように、情報の伝達だけならばＺｏｏｍがあれば事足りる。情報量や精細度、アクセスの容易さや公平性などの点において、対面授業に勝る点も少なくないだろう。

しかし、教育には絶対にリモート化できない領域がある。そのひとつが「実習／実験」である。私は医師なので臨床実習に関して述べるが、実習だけはリモート化できないし、またすべきでもない。現場の体験を経ないと決して会得できない要素が存在するからだ。ならば、その要素とは何か。五感を通じて現場のテクスチュア（手触り）に触れること、自分の行為による介入とそれに対する反応の関係を身体的に理解することなど、「身体性」を介した学習がこれに該当する。これは自転車の乗り方や楽器の演奏のような、意識や言語の介在を経ない「手続き記憶」の獲得に近い。

もう1点、重要な要素を付け加えるなら「不確実性の耐性」が挙げられる。これは本来、オープンダイアローグと呼ばれる対話実践の用語なのだが、実習におけるきわめて重要な要素だ。どれほど教育向けに整備された「現場」であっても、そこは偶然性と不確実性に開かれた空間だ。ことは決して教科書通りには進まない。それは教科書が間違っているということではなく、現場においては、さまざまな法則や原理が教科書とは違った見え方をすることがたびたびある、ということなのだ。むしろ現場の経験を経ることによって、われわれは教科書をいっそう深く理解することになるだろう。

知識が無意味、という意味ではない。知識はきわめて有用であるが、その「現れ」には不確実性という幅ないしグレーゾーンがあり、その幅についての感覚――まさに「車幅感覚」のような――込みで運用されてこそ、知識は有用なものたりうるのである。

「教育」がもたらすものは、生徒の「理解」と「変化」である。知識の理解だけならリモートでも十分に可能だが、実習においては上に述べたような身体を介した学習によって、知識は受肉し「活きた知識」となる。活きた知識とは、変化につながる理解のことだ。そうした知識は人を動かし、行動を変容させずにはおかない。

「暴力」はなぜ生ずるか

以上は「教育」に関する話だが、実はここで述べたことが、そのまま対人関係にもあてはまる。私たちが人と会い、あるいは集うのは、相互の「理解」と「変化」（「変化しないこと」を含む）を求めるためであり、それは「教育」の本質とほとんど変わらないからだ。「そんなことよりも、ただ会って（集まって）楽しみたいだけ」という意見もあろうが、まさに「会って楽しむ」ことの中にこそ、相互理解と変化のスリルへの期待が凝縮されているのである。

以上のことをもう少し精緻化して述べたのが家族療法家のトム・アンデルセンである（トム・

アンデルセン『リフレクティング・プロセス（新装版）――会話における会話と会話』金剛出版）。

彼によれば、２人の人間が関係するということは、「感じる（sensing）、知る（knowing）、行う（acting）」から成り立っているという。図１に示したのは２人の人間が対話している状況の図式化である。ここでは２つの内的過程（内側の二つの輪）と、１つの外的過程（外側の輪）が進行している。ちなみに「行う」には「発話」も含まれる。

アンデルセンによれば、「変化」には２つのタイプがあり、１つは外部からの指示や命令によるもの、２つめは自由な対話から内発的に起こるものとされている。このとき指示や命令は変化をむしろ阻害するが、自由な対話は「感じる―知る―行う」のサイクルを繰り返しながら、内発的な変化を呼び覚ます。ただし、そうした変化がいつどのように起きるかは予測できない。つまり「不確実」である。このアンデルセンの指摘をもう少し推し進めるならば、むしろ「不確実性」こそが、変化の鍵であるように思われる。人はしばしば行為の指針として「確実なシナリオ」を求めたがるが、確実で完璧なシナリオなるものがもし存在するとすれば、それこそは内発的な変化をおおいに阻害するであろう。

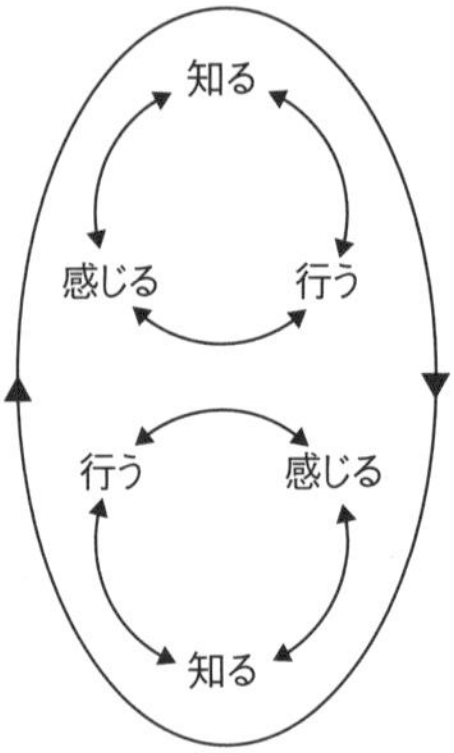

図１　２人の人間の対話状況

リモートでの対話が難しいとすれば、それは「知る」に特化した手法であり、「感じる」と「行う」についてはきわめて弱い、という特性がまず考えられる。つまり確実性の高い情報伝達には向いているが、「不確実性の実践」においては機能不全に陥りやすい、ということだ。

私は先に触れたｎｏｔｅの記事で、対面することは決断のスピードを上げ、欲望を喚起し、関係性を強化することを指摘した。その要因を「暴力」という形で述べたのだが、これについて、もう少し詳しく述べてみよう。リモートに比べて対面が暴力的に感じられるとすれば、それはここで言う「感じる」と「行う」の前景化によるのではないだろうか。もっと言えば「知る」、すなわち言語と論理の媒介を経ずに、「感じる」と「行う」が直接的に結びついてしまう感覚を、ときに私たちは苦痛に、すなわち「暴力的」と感ずるのではないか。たとえば「凝視」という行為が、その行為の解釈や理解を飛び越えて、「恐怖」や「嫌悪」という感覚に結びついてしまうように。しかし対話を継続していくことで、「感じる―知る―行う」というサイクルのバランスが回復されれば、そうした暴力性も緩和されていくだろう。

欲望の起源としての「他者」

「会う」「集う」ことに暴力性を感じてしまう私自身は、ひきこもり生活がさほど苦になららない人間である。その意味では、リモートワークの快適さをそれなりに享受してきた人間でもある。しかし、もっとも自粛が徹底された2020年の4月から5月にかけては「何となくやる気がわかない、気合いを入れようにも踏ん張れない」という感覚を覚えていた。意欲と欲望の低下である。今にして思えば、その原因の一部は「他者の不在」、つまり「他者の暴力の不在」のためだったかもしれない。実際、対面の診察や会議がある程度復活してみると、多少はオンサイトでの仕事があるほうが生活満足度があきらかに上がる。予定段階では気が重いこともあるが、動いてしまえば意欲も活性化され、その結果にも満足できることが多かったのである。他者との対面によって意欲と欲望が回復された。まさに「欲望は他者の欲望」（ジャック・ラカン）というわけだ。

ただし、この命題についてのラカンの解説は、例によってひどく抽象的である。なぜ他者の存在が個人の欲望を賦活するのか、その心理的あるいは生理的機序の説明はない。もちろんこの命題は心的装置の構造論なので、そうした機序とは位相が異なるとも言える。しかしひきこもり事例における欲望の欠如、といった問題も踏まえるなら、ここで対面と欲望の関係を考えておくのも無駄ではあるまい。

先に述べてきたように、対面は「感じる―知る―行う」のサイクルを喚起し、内発的な理解と変化を促す。おそらくこの過程は意欲の回復と表裏のプロセスなので、どちらが先かという判断は難しい。しかし対話実戦の経験から言えば、十分な理解と変化の過程を経た後で、クライアントの意欲が表明されることが多いように思われる。ただし、その際の意欲の内容は、対話の内容とはしばしば無関係である。

私は先に「活きた知識」を、変化につながる理解と述べた。おそらく、対面によってもたらされる理解の最良のものは、自己に向かう理解ではないだろうか。自己を一種の他者として理解するような「活きた知識」。そこでなされる自己の再定義こそが、新たな欲望の起源になるとは考えられないだろうか。この発想は、「欲望は他者の欲望」に対する、新たな注釈である。私たちは他者との対面において、不断に自己理解を更新しながら、自分の欲望を発見している。会うこと、集うことの憂鬱と悦びは、理解と変化、そして「欲すること」の憂鬱と悦びにほかならないのだ。

（「學鐙」２０２１年夏号、丸善出版）

＊1　https://note.com/tamakisaito/n/n23fc9a4fefec

2.

コロナ・クロニクル

「医療」に何が起こったか

※以下に続く2編の文章は、森達也編著の論創ノンフィクション『定点観測 新型コロナウイルスと私たちの社会 2020年前半・後半』に寄稿したものである。本書は半年に一度、ジェンダー、労働、社会、教育など、さまざまな視点からコロナ禍を記録するための企画であり、私は「医療」分野を担当した。

はじめに

私は精神科医でウイルスや感染症の専門家ではないが、大学では疫学にかかわる仕事をしているということもあって、まったくの門外漢というわけでもない。本稿では医学的に重要と思われるエピソードをできるだけ網羅的に取り上げていきたい。原稿の性格上、基本的事項の確認の比重が多くなることについては、ご了解願いたい。

新型コロナウイルス（SARS-CoV-2）の感染によって引き起こされる急性呼吸器疾患（COVID-19）の事例が最初に報告されたのは２０１９年の12月で、中国・湖北省の武漢市で41人が原因不明の肺炎を発症し、その後の分析で、原因が新型コロナウイルスだということが明らかになった。以後急速に武漢市内から中国大陸に感染が広がり、さらに中国以外の地域にも拡大していったのは周知の通りである。

ＷＨＯ（世界保健機関）は２０２０年１月31日に「国際的に懸念される公衆衛生上の緊急事態」を宣言し、２月28日にはこの疾患が世界規模で流行する危険性について「非常に高い」（最高レベル）と評価、３月11日には、テドロス・アダノム事務局長がパンデミック相当との認識を表明した。パンデミックとは感染症の全世界的流行を意味する言葉であり、エンデミック（地域流行）やエピデミック（特定なコミュニティ内での流行、このうち突発的で規模が大きなものをアウトブレイクと呼ぶ）を上回る、もっとも深刻な事態である。

５月31日の厚生労働省（以下、厚労省）の発表によれば、国内での新型コロナウイルス感染症の感染者は１万６８５１例、死亡者は８９１名である。入院治療等を要する者は１４８４名、退院又は療養解除となった者は１万４４５９名となった。全世界では感染者６０１万76人、死者36万８０１４人となっている。

COVID-19の症状と治療

COVID-19の典型的な経過について、現時点で判っていることを述べる。感染経路としては接触感染と飛沫感染がある。つまり、ウィルスが付着した手で鼻や目や口を触ることによる感染と、咳やくしゃみによる感染、さらにエアロゾルによる感染の可能性が指摘されている。よって、気道が主要なウィルス伝播経路になるのだ。人間の体内に侵入したSARS-CoV-2は、細胞表面のアンジオテンシン変換酵素Ⅱ（ＡＣＥ２）受容体に結合することで感染するとみられている。

この感染症に特異的な症状は少なく、無症候性の感染者も少なくない。典型的な症状としては発熱、空咳、易疲労、喀痰、息切れ、咽頭痛、頭痛、下痢などがしばしばみられる。くしゃみ、鼻水などの上気道症状は少ないとされる。発症早期の軽症段階では風邪との鑑別が難しい。感染から一定の潜伏期間（推定２〜14日間、平均５日）を経た後に、発熱と風邪症状が約１週間続く。呼吸器症状以外にも、下痢や吐き気、頭痛や全身のだるさなど、消化器系や神経系の症状が出現する場合もある。このほか欧米では、川崎病（血管炎を中心とした小児の病気）に似た症状を呈した小児の事例が報告されている。

無症状ないし軽症のまま治癒する人もいる一方で、症状が出てから約５〜７日程度で、急速に肺炎が悪化し重篤化することも多い。ちなみにインフルエンザでも二次感染による肺炎を起こすことがあるが、新型コロナウイルスは、直接肺炎を引き起こす。これが急速な重篤化の要因となる。

この段階では胸部CT検査も感度が高い検査法となる。無症状であっても異常所見(すりガラス陰影や浸潤影)を認めることがある。日本における医療機関のCT保有台数は世界一であり、診断精度も高いことから、PCR検査の不足を補うように用いられたが、実はCOVID-19の診断については問題も多く、少なくともスクリーニングには用いられるべきではないとされている。

新型コロナウイルスによる肺炎が重篤化した場合は、人工呼吸器など集中治療が必要となり、インフルエンザなどよりも入院が長期化しやすい。高齢者や基礎疾患(糖尿病、心不全、呼吸器疾患など)がある場合は重症化するリスクも高いが、若年者でもサイトカインストームと呼ばれる過剰な免疫反応を起こして重症化する事例も報告されている。

新型コロナウイルス感染症に特徴的な症状として、嗅覚や味覚の低下があるとの報道が広がったが、これに対し日本耳鼻咽喉科学会は「嗅覚や味覚の障害は(中略)必ずしも新型コロナウイルスだけが原因ではなく、また、新型コロナウイルス感染症による嗅覚や味覚の障害は自然に治ることが多く、特効薬もない」として、2週間はできるだけ不要不急の外出を控え毎日体温を測り様子を見るよう、声明を出した(2020年3月30日)。

このほか、さまざまな合併症の存在が知られている。高熱、気管支炎、肺炎の初期症状などが併発し、重症例では呼吸不全も起こる。また、血液に乗ってウイルスが体内に拡散され、肝不全、腎不全、心不全、髄膜炎、脳炎もしくは中枢神経系感染、多臓器不全などが引き起こされることが確認されている。

COVID-19に対しては、現在のところ確実な治療法はなく、基本的には対症療法のみである。軽症事例は基本的に経過観察、中等症については入院と必要に応じて酸素投与と呼吸管理、重症例に対しては人工呼吸器やＥＣＭＯ（体外式膜型人工肺）が用いられるが、その詳細についてはここでは省略する。

確定診断

COVID-19の確定診断は現在、ＰＣＲ検査もしくは抗原検査でなされている。ＰＣＲはポリ

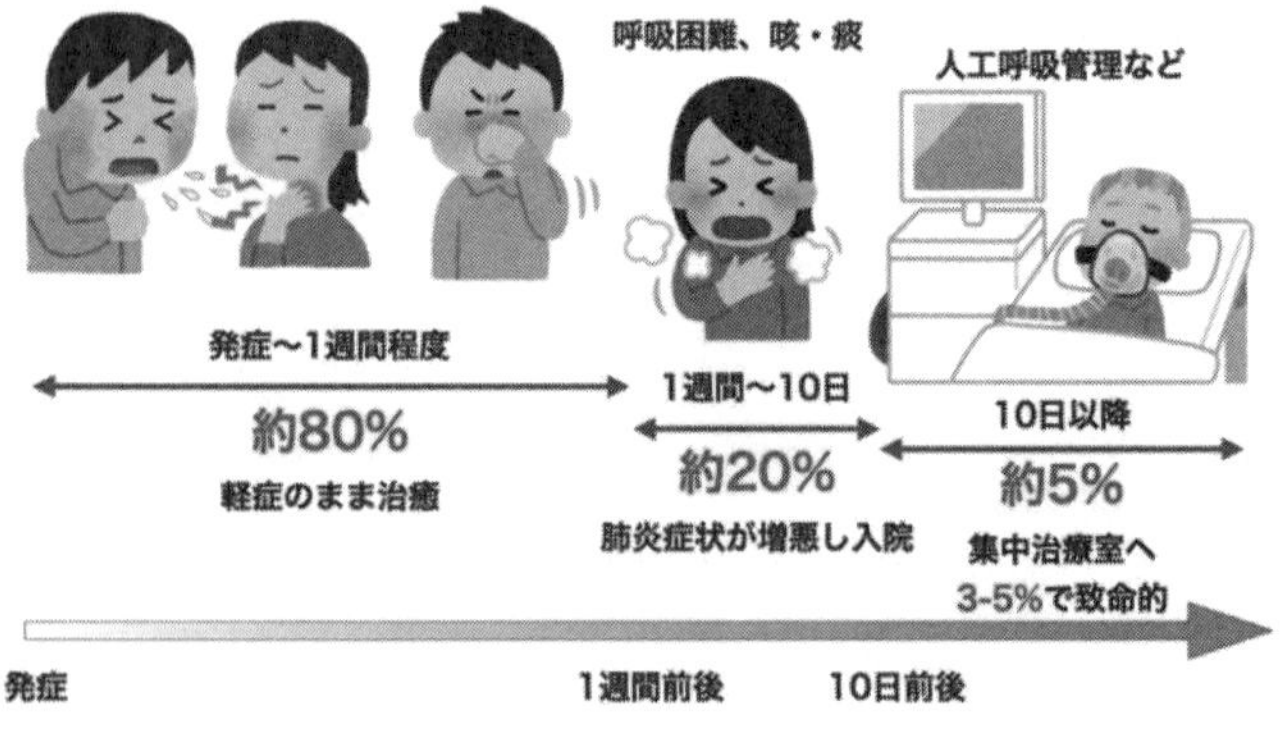

図１　新型コロナウイルス感染症の経過
『新型コロナウイルス感染症《COVID-19》診療の手引き（第 2.1 版）』より引用

メラーゼ連鎖反応（polymerase chain reaction）の略で、ＲＮＡサンプルの特定領域を数百万〜数十億倍に増幅することで少量のＲＮＡサンプルの解析を可能にする技術である。患者の喀痰や鼻咽頭ぬぐい液に含まれるウイルスのＲＮＡをＰＣＲ法で増幅し、遺伝子型を判別することで診断が確定する。２０２０年３月６日からＰＣＲ検査は医療保険の適用となり、保健所を経由しなくとも、医療機関が民間の検査機関等に直接依頼を行うことが可能となった。

COVID-19の確定診断は、抗原検査でも可能である。酵素免疫反応を測定原理としたイムノクロマト法によって、鼻咽頭ぬぐい液中に含まれるウイルスの抗原（ウイルス表面のタンパク質）を検出する手法である。特別な検査機器を要さず、簡便かつ短時間（約30分間）で検査結果が得られ、陽性であれば診断が確定する。ただ、ＰＣＲよりも必要とされるウイルス量が多く、仮に結果が陰性であったとしても、追加でＰＣＲ検査を行う必要がある。このほかの検査法としては抗体検査があるが、精度や信頼性が十分ではないため診断目的ではほとんど使用されない。

ちなみに感染力のピークは、発症直前から直後にあるとされているため、発症者の発見と隔離のみでは感染の封じ込めはできない。感染予防には社会的距離の徹底が重要である。なお重症例ではウイルス量が多く、発症から3〜4週間にわたり病原体遺伝子が検出されることもあるが、これはそのまま感染性を意味するわけではない。また、尿、血液、便から感染性のあるSARS-CoV-2が検出されることはまれである。

マスクの予防効果について

厚労省新型インフルエンザ専門家会議は「症状のある人が、咳・くしゃみによる飛沫の飛散を防ぐために不織布製マスクを積極的に着用すること」を推奨している。これは症状のある人が外出の際、咳やくしゃみによる飛沫の飛散を防ぐことが主たる目的である。健康な人のマスク装用は、机、ドアノブ、スイッチなどに付着したウイルスが手を介して口や鼻に直接触れることを防ぐこと、ウイルスを含んだ飛沫を吸い込まないようにする効果が期待されている。ただし後者の効果は完全ではない。このほか「咳エチケット」が推奨されている。これは咳やくしゃみをする際に、マスクやティッシュ・ハンカチ、袖などを使って、口や鼻をおさえ、飛沫の飛散を防ぐ行為を指す。

一方でマスク不要論も存在し、「マスクに感染予防効果はない」「社会的距離が保たれていれば十分」と主張する専門家もいるが、十分に根拠のある主張とはみなされていない。日本人に比べマスクの普及率が低かった欧米圏でも、感染拡大とともにマスクの需要は高まっていった。イタリアでは4月7日に、ニューヨークでは4月16日にFace maskの着用が義務付けられてから、感染者の減少が促進されたとの報告もある。

ダイヤモンド・プリンセス

新型コロナウイルス感染症の日本における流行の発端となった出来事として、クルーズ船「ダイヤモンド・プリンセス号」船内における感染爆発がある。1月25日に香港で下船した中国系の男性乗客が、新型コロナウイルスに感染していることが判明した。2月3日に横浜港大黒埠頭に移動して検疫体制に入ると、多くの乗客の感染が相次いで判明し、発症していない乗員・乗客の約3700人は、そのまま船内で待機することとなった。結局、乗客・乗員全員が下船できたのは約1カ月後の3月1日だった。本件は感染者712人、死者13人が発生する惨事となった。

クルーズ船にDMAT（災害派遣医療チーム）の一員として乗船した岩田健太郎教授（神戸大学大学院医学研究科）は2月18日夜、「ダイヤモンド・プリンセスはCOVID-19製造機。感染対策は悲惨な状態で、アフリカのそれより悪く、感染対策のプロは意思決定にまったく参与できず、素人の厚労省官僚が意思決定をしており、船内から感染者が大量に発生するのは当然」と批判する動画を拡散して物議を醸した。船内で対応にあたっていた橋本岳厚労副大臣は岩田教授に反論した上で船内の写真をTwitterに投稿したが、それがまさに岩田教授が批判したゾーニングの不備を疑わせる写真であり、批判を受けて投稿はただちに削除された。岩田教授もその後、ゾーニングは改善したという理由で件の動画を削除した。第一線で感染拡大を防ごうとした医療スタッフの必死の努力も、岩田教授の義憤もそれぞれ根拠があるだけに、なんとも後味の悪いエピソードだった。

本件についてはさまざまな評価があるが、私は総合的に考えて、日本の対策は一定の成果を挙げたと考えている。外国船籍のクルーズ船の検疫ということもあって指揮系統は曖昧、3000人以上の乗客全員を受け入れられる隔離施設もない状況では、乗客全員を船内に隔離した上で、なるべく他人との接触を控えるよう要請し、重症者のみを下船させ治療するという方針以上の対策が可能だったとは思えない。一時は国際的にも批判されたものの、その後米国でクルーズ船の集団感染が起きた際には、米政府も乗客を船内で隔離する方法を採っている。この事実からも、日本政府の対応が不適切だったとする批判は必ずしも当たらないと考える。

専門家会議

新型コロナウイルス感染症対策専門家会議（以下、専門家会議）は、2020年2月14日に「新型コロナウイルス感染症対策専門家会議の開催について」に基づいて設置され、2020年2月16日から開催された。内閣に設置された新型コロナウイルス感染症対策本部の下で、医学的な見地から適切な助言を行うことを目的とした会議であり、座長には国立感染症研究所所長の脇田隆字が、副座長には地域医療機能推進機構理事長の尾身茂が就任した。これ以降、新型コロナウイルス感染症の対策は、本会議の助言に基づいて政府が政策立案する形となった。これに続いて新型コロナウイルスクラスター対策班が2月25日に設置され、専門家会議と緊密な連携のもとで活動を続けた。

初期の段階では海外からの流入を防ぐ「水際対策」が重視された。3月5日には中国と韓国からの入国を制限する措置を安倍首相が発表した。これに加えて、クラスター対策の徹底、2月末には「大規模イベントの自粛要請」や「全国一斉休校」といった措置に踏み切ったこともあって、3月の連休までには感染症の拡大が若干収まってきたという観測も出ていた。

ところが中国からの流入を食い止めるほうに気を取られて、欧州に由来する第1波の到来を許してしまった。もっとも、これはまだイタリアやスペインで感染爆発が生ずる以前のことで、誰にとってもその予測は困難であったと考えられる。日本政府は3月11日にイタリアの一部からの入国を制限しはじめたが、入国制限の対象をイタリアやスペインの全土を含むヨーロッパの大半地域にまで広げたのは、ようやく3月27日になってからだった。

8割おじさんの活躍

ここからの記述はクラスター対策班のメンバーである西浦博（現・京都大学大学院医学研究科

教授、当時は北海道大学大学院医学研究院教授）を中心に進める。専門家会議関連のメンバーではメディア露出も多くもっとも知名度の高い1人であり、政策提言にも大きく寄与した人物と考えられるためである。

西浦の専門は感染症の治療ではなく疫学、公衆衛生である。感染症については、新型コロナウイルス感染症の流行をコンピュータでシミュレーションする「数理モデル」で流行状況の特徴を解明する研究に取り組んでおり、2月25日、厚労省新型コロナウイルスクラスター対策班に、専門家会議の押谷仁（東北大学大学院医学系研究科教授）らとともに参画した。

行動変容の指針として有名になった「3密」は、西浦が押谷との議論の中で類型化した、クラスターの共通項として発案された。すなわち、患者の感染が起きる環境として、人が「密閉」された空間に「密集」し、「密接」した関係で発話がある、という「3つの密（3密）」の条件が特定されたのである。

2月27日までに北海道各地で感染源としてのクラスターへのリンクのわからない孤発例が非常に広範に報告された。札幌都市圏に大きなクラスターが存在すると考えられたため、専門家会議は2月28日に鈴木直道北海道知事に提言し、知事の判断で「新型コロナウイルス緊急事態宣言」が発表された。この結果感染拡大は抑え込まれ実効再生産数は減少した。

しかし、その後北海道以外でも感染経路が特定できない症例が急速に増加し、医療提供体制も逼迫してきたため、新型コロナウイルス感染症対策本部の決定により、埼玉県、千葉県、東京都、神奈川県、大阪府、兵庫県および福岡県の七都府県に対し、新型インフルエンザ等対策特別措置法第32条第1項に基づく緊急事態宣言が発出された。その後も感染拡大が止まらなかったことから、4月16日には緊急事態措置を全都道府県に拡大した。この当時、「すでに日本の医療現場は崩壊している」とする声が上がりはじめていた。

この時点までに西浦は、流行拡大を防ぐには人との接触を8割削減することが必要である、と提唱しており、ネット上で「8割おじさん」を自称するようになった（押谷の命名による）。この推計のもととなった基本再生産数は「2・5」だったが、審議の場に提出された資料では何者かによって値が「2・0」に書き換えられていたという。政府関係者が西浦の試算を控え目に見積もろうと考えていたことがうかがえる。

さらに西浦は4月15日の記者意見交換会で、対策をまったく取らない場合、日本国内では約85万人が重篤患者となり、中国の死亡率データなどに基づけば、うち約42万人が死亡する、との試算を公表した。その上で、人と人の接触を8割減らせば、約1カ月で流行を抑え込めるとした。この「42万人死亡」という言葉だけが切り取られた結果、後になって西浦をエセ予言者呼ばわりするものが出現することになる。

クラスター対策や自粛要請がどの程度感染拡大の抑制に効果があったかは、今後詳しい検証が必要となるであろうが、現時点では私は専門家会議の提案を高く評価しているし、西浦のキャラクターやあえて個人的見解をマスコミに開示する率直さは人々を安心させつつ一定の緊張感を与えることに貢献したと考えている。

緊急事態宣言後、外出自粛の要請などにより人々の接触機会が激減し、新規感染者数は着実な減少傾向に転じた。予想されたオーバーシュートは回避され、新規の感染者数もクラスター対策で対応できる水準に落ちつき、医療提供体制も重症者に対応できる状況となったため、5月25日には、緊急事態解除宣言が行われた。もっとも専門家会議は、来たるべき第2波への備えを強調している。

クラスター対策とは何か

COVID-19は、主にクラスターを形成することで感染拡大が起きているため、クラスターの制御が感染拡大を予防する上で大きな意味を持つと考えられた。このため積極的疫学調査を実施することで、クラスター（集団）感染の感染源等を捉え、早急に対策を講ずることにより感染拡大を最小化させようというクラスター対策が重視されたのである。

日本のクラスター対策の成果としては、以下のものがあるとされる。

1. クラスターの連鎖による大規模感染拡大を未然に防止できた。
2. 初期の積極的疫学調査から、共通の感染源となった「場」（3密）を指摘し、歌うことや大声で話すことといった＋αの要素とともに周知に努めたことにより、クラスター（集団）感染が生じやすい環境をできるだけ回避することを市民に効果的に訴えることができた。

3．クラスターを中心とした感染者ごとのつながり（リンク）を追うことにより、地域ごとの流行状況をより正確に推計することができていた。つまり、リンクが追えない「孤発例」が増加することは地域で感染拡大を示すものと判断することができ、地域での早期の対応強化につながった。

あまり論じられることがないが、クラスター対策の独自性には、以下のようなものがあった。

諸外国における接触者調査では、「感染者」を起点として、その濃厚接触者（潜在的な患者）を洗い出すという「前向き（Prospective）」の調査が行われている。こうした調査は日本でも行われているが、日本ではこれに加えて、複数の「感染者」を見た場合には共通する感染源があるかをさかのぼって（Retrospective）調査していた。このようにして共通の感染源となった「場」を特定した結果、「場」に共通する「3密」の概念を早期に発見でき、その「場」にいた者についても積極的疫学調査を網羅的に実施できたのである。これは保健所が従来から結核患者などに対して行ってきた調査方法が土台となっており、保健所はクラスターの調査にあたっても寄与するところがきわめて大きかった。

保健所の機能

クラスター対策をはじめ、保健所が果たした役割はきわめて大きかった。発熱などの症状のある患者が、帰国者・接触者相談センターに電話で相談した後に、帰国者・接触者外来を受診し、医師が必要と認めた場合にPCR法または抗原検査が実施される。診断が確定したら、医師はただちに最寄りの保健所に届け出る。届出に基づき、患者に対して感染症指定医療機関などへの入院勧告が行われる。厚労省では、従来のFAXによる届け出方法に加え、保健所等の業務負担軽減および情報共有・把握の迅速化を図るべく、新型コロナウィルス感染者等情報把握・管理システム（HER-SYS）を導入している。HER-SYSの活用により、保健所、自治体、医療機関、関係業務の受託者等の関係者の間での情報共有が即時に行えるようになった。

保健所は日本独自の公衆衛生システムであり、結核対策を主たる目的として1937年に設立された。高度経済成長後、結核患者や死亡者が減少してきたことで保健所システムは弱体化したが、90年代の結核の再流行でたまたま再強化された。この偶然は、今回の新型コロナ対策にとってはまさに不幸中の幸いであった。

コロナ対策では2020年1月から、保健所がPCR検査の窓口、検体採取の訪問、検体の検査所や医療機関への搬送、結果の受検者への還元、濃厚接触者の調査と検査など、クラスター対策の前線のさまざまな役割や機能を担わされた。これだけの激務を負わされてもなんとか踏みとどまれているのは、たまたま保健所の結核対応力が強化されていたためでもある。それでも感染者が激増すると、食い止めきれず院内感染事例が多発した。

東京や大阪のような大都市では医療機関が増加した反面、保健所数は大幅に減らされてきた。このため感染者数が増えると保健所だけでは対応しきれなくなった。現状を改善するには、保健所の機能を拡充するのみならず、ゲートキーパー（門番）を担う拠点医療機関を設置する必要がある。

新型コロナウイルス感染症への対応では、国からの上意下達というよりも、都道府県知事・事業者・住民の相互の協働体制で対応することが比較的うまくいく。海外でも高く評価された「和歌山モデル」の例もある。国や専門家に依存しすぎず、自治体と住民とが協働できる公衆衛生体制を持つことが望ましい。この点からも専門家会議も指摘するように、住民サービスとサーベイランスの最前線である保健所の体制を早急に強化する必要があるだろう。

「新型コロナ終息」のイメージ

新型コロナウイルスの感染拡大はいずれ終息する。それは間違いない。ただし、終息のためには、ワクチンの普及か集団免疫の獲得のいずれかしかないとされている。つまり、現時点では終息の時期はまったく予測がつかない。

先述の西浦による推計では、基本再生産数を国際標準並みの2・5と想定した場合、人口の60パーセントが感染すると新規感染者数は自然に減少に転じると考えられた。イギリスではボリス・ジョンソン首相が3月12日に、経済活動を制限せずに集団免疫を目指すと宣言して弱者切り捨て政策との批判を浴び、ただちに撤回を余儀なくされた。一方スウェーデンでは一貫して集団免疫獲得を目指し国民もこれを支持したが、結果的に感染による死者は6月下旬の時点で5000人に迫る結果となっている。これを成功とみるか失敗とみるかはともかく、この死亡率は、単純計算で日本ならば5万人以上の死者数に相当することになるが、そうした状況がとうてい容認されるとは考えられない。現実的には3密とクラスターに配慮しつつ経済活動を慎重に再開するという路線のみが可能であろう。

ワクチン開発については多くの国と企業が開発にしのぎを削っている状況であるが、仮にワクチンそのものが完成しても、第1相試験から第3相試験までを経て安全性を確立する必要があり、全国民が接種できるには1～2年以上を要するのが通常である。よって現時点では、まだ特記すべきニュースはない。

これに関連して、日本で新型コロナウイルス感染症の患者数が欧米諸国に比べきわめて少ない理由の1つに、BCGの接種が挙げられている。国際的にもBCGを接種している国はしていない国より死者数が少ない傾向があるという。その理由としては、BCGが「訓練免疫」という仕組みで人体に備わっている自然免疫を活性化させ、重症化抑制に寄与している可能性があるという説もある。必ずしもトンデモ説と一蹴できない根拠もあるため、現在検証が進められている。

現在、抗ウイルス薬についても有望とされるものが複数存在する。レムデシビル（米ギリアド・サイエンシズ）、ファビピラビル（富士フィルム富山化学の「アビガン」）、シクレソニド（帝人ファーマの「オルベスコ」）、ナファモスタット（日医工の「フサン」）、カモスタット（小野薬品工業の「フオイパン」）、イベルメクチン（MSD）などである。レムデシビルが最有力とされているが、やはり現時点では特記すべきものはない。

誰がPCR検査を受けるべきか？

PCR検査についての論議はもっとも対立と紛糾がみられた問題である。ただちに全例検査すべしという意見と、全例検査はナンセンスという立場の対立である。PCR検査は、少なくとも流行当初は人手も時間もかかる検査であり、現実問題としても検査数を急に増やすことは困難な状況にあった。

私も医師として、全例検査はベネフィットよりもリスクが大きいと考えている。その理由は後述するが、何よりも「アメリカの失敗」が非常に印象的だったためでもある。アメリカでの流行が急速に拡大しつつあった3月12日、民主党下院議員ケイティ・ポーターは、アメリカ疾病管理予防センター（CDC）局長への議会質疑応答で局長を問い詰め、全国民へのウイルス検査無料化の言質を勝ち取った。まるで映画のワンシーンのようなこの場面の動画に喝采した人も多かったことだろう。ここまでは良かった。しかし、その後何が起こったか。無料の検査に殺到した人々の行列からクラスターが発生し、全例検査が感染拡大を招くという皮肉な事態が起こったのだ。

2020年上半期の時点では、専門家会議はもちろん、私が信頼する専門家は誰も全例検査を推奨していない。もちろんこの時点での検査数が十分であるという意味ではない。検査ニーズが十分に満たされているかといえば、とてもそうとは言えない状況が続いている。いっそうの検査拡充の必要性は認めた上で、それでも全例検査を肯定的に論ずる人は少ない、という意味だ。

患者が新型コロナ感染症と思われる症状を有していて、医師が必要と判断した場合には検査を行う。これが基本方針だ。加えて、無症状者であっても、事前確率が高い人々にもPC

R検査を行う必要がある。「事前確率が高い人々」とは、感染者と濃厚接触した履歴があるもの、特に感染者の出た病院や施設の濃厚接触者、あるいは感染クラスターの関係者などを指している。ここまでは大方の合意が成立している。議論の争点は、無症状で事前確率の低い患者に対して検査を行うべきか、という点である。一部のマスコミや識者は、早い段階から、そうした患者を含む全例検査を徹底すべしと強く主張していた。

全例検査の主張に対する反論としては、PCR検査の感度と特異度の問題が指摘されている。ちなみにここで述べる感度、特異度は、PCR検査そのものの精度というより、検体採取で確実にウイルスのRNAを採取できるかどうか、技師の技術的練度などを総合した数値として理解されたい。検査過程は適切でも、検体が適切に採取されなければ感染者であっても陰性という結果になりうる、ということである。

PCR検査の感度（陽性を正しく陽性と判断する割合）は70パーセント、特異度（陰性を正しく陰性と判断する割合）は99パーセントとされることが多い。ということは、感染者（陽性者）を誤って陰性と判断する確率が30パーセント、非感染者（陰性者）を誤って陽性と判断する確率が1パーセントある、ということだ。偽陰性30パーセント、偽陽性1パーセントという数字は決して小さくない。

人口1万人の町で、仮に感染者が1パーセント（100人）いるとしよう。全例にPCR検査を行うと、99人が偽陽性と判定され、隔離されることになる（非感染者9900人のうちの偽陽性者が1パーセントだから)。感染していないのに隔離を強制されるのは人権侵害である。その一方で30人の感染者が陰性と判定される可能性があり(感染者100人の30パーセントは偽陰性者だから)、この30人は陰性という結果に安心して活動し、感染を拡大してしまう可能性がある。

この推計が正しいとして、99人の非感染者に医療資源が割かれる一方、30人の偽陰性者が感染を拡大させることが好ましいとは思えない。検査対象を絞り込むことで、こうした弊害は小さくできる。第1波の段階で、潤沢とは言えない日本の医療資源が、ぎりぎり医療崩壊に陥らずに踏みとどまったのは、検査数を絞り込んだことによると評価されている。実際、国民全員が検査を受けて、陽性者全員が適切な医療を受けるという〈ユートピア〉は世界中のどこにも存在しない。その意味では日本の検査方針が大失敗と非難されるのはあきらかに不当であろう。

ただし、リスクコミュニケーションという点では問題なしとしない。専門家会議や医師の側の論調は「PCR検査のむやみな拡充は医療崩壊を招くので好ましくない」というものだった。繰り返すが、このロジックは決して間違いではない。しかし国民に対する説得のありようとしては筋が悪いとしか言いようがない。「病棟がコロナ患者で溢れますよ」「そうなると必要な人が治療を受けられず命の選別が起こりますよ」「さらに他の疾患の人まで医療現場から締め出されますよ」「それでいいんですか」。これは恫喝である。

問題は、この理屈が、人々にいったん自分のことを棚上げにして、社会全体を俯瞰する視点から考えることを要求していることだ。不安の渦中にある人々には、そんな余裕はない。「検査で不安を取り除いてほしい」という気持ちは理屈を超えている。不安は理屈では癒やされない。そういう人々の大多数は、医療崩壊するから検査は控えてという理屈では決して納得しないだろう。私は医師であるため当初はこの理屈に違和感を感じなかったが、医師以外の人にとっては、単に医療システムの保全を最優先する独善的主張に見えたとしても不思議はない。

マスメディアも、「全例検査」VS「限定検査」という党派的な対立を煽りすぎたのではないか。どちらも「検査体制拡充の必要性」については一致しているのだから、なすべきことは検査体制の現状を開示し透明化した上で「必要な人ができるだけ迅速に検査が受けられる体制を整備しますが、費用も人手も限界があるので、もう少し待ってください」と、繰り返しアピールすべきだったのではないだろうか。

メンタルヘルス

最後に精神科医として、メンタルヘルス上の影響について述べておこう。コロナ禍の直接的な影響というよりは、自粛生活で長期化したひきこもり状態が、さまざまな変化を引き起こした。もっとも顕著だったのはDVと虐待の増加で、これは当初から予想されていたことではあった。権力勾配をはらんだ密室はしばしば攻撃性や暴力の温床になることが知られていたからだ。

もちろんコロナ禍以前からひきこもっていた人も少なくなかったのだが、彼らはコロナへの不安はさして訴えなかった。ただ、両親がずっと在宅ワークで家にいるというストレスに苦しんでいたものは少なくなかった。ひきこもりの専門家としては、「無為にひきこもることも社会の役に立つ」「長くひきこもると意欲が低下する」といった事実が広く知られた点ではプラスの変化もあったと考えている。実際、人との接触が激減することで意欲を喪失し、いわゆる「コロナうつ」を自称する人が増えた。医療現場で問題になるというレベルではなかったが、宙吊り生活が長期化してどうにも意気が上がらない閉塞感を象徴する言葉ではあった。

精神科診療の現場では、通院のリスクを避けるため、電話診療の規制が緩和され、電話で問診をして処方を出すことも一時的にせよ可能になった。その結果、多くのクリニックで外来患者が激減した。長期に通院している慢性患者はそれでも十分に対応できることがわかった。カウンセリングもリモートになり、私が試みているオープンダイアローグという対話実践によるケアも、Ｚｏｏｍなどに置き換えざるを得なかった。それである程度うまくいくことがわかり、リモートは非常手段というよりも診療における新たな選択肢となった。

リモートの是非は医療には直接関係のない話のようだが、必ずしもそうではない。在宅ワークへの切り替えによって欠勤が減った会社員、リモート授業であれば学習参加ができる不登校児など、リモートのポジティブな面が少なからず見えてきた。

一部のＡＳＤ（自閉症スペクトラム障害）患者などでは、通勤や対人刺激が平均的な人よりも大きなストレスになる場合があり、そうした人にとってもオンラインは救いとなった。多くの企業がリモートワークの枠を残す方針を取りつつあるが、通勤かリモートかの二者択一ではなく、双方の比率を含めて多様な選択肢が可能となることが望ましい。

（森達也編『定点観測 新型コロナウイルスと私たちの社会 ２０２０年前半』論創社）

参考文献

・報道資料「新型コロナウイルス感染症の現在の状況と厚生労働省の対応について（令和2年5月31日版）」（https://www.mhlw.go.jp/stf/newpage_11606.html）
・新型コロナウイルス感染症対策専門家会議「新型コロナウイルス感染症対策の状況分析・提言」（令和2年5月29日 https://www.mhlw.go.jp/content/10900000/000635389.pdf）
・「新型コロナウイルス感染症（COVID-19）診療の手引き・第2・1版」（２０２０年6月17日発行、令和2年度厚生労働行政推進調査事業費補助金「新興・再興感染症及び予防接種政策推進研究事業一類感染症等の患者発生時に備えた臨床的対応に関する研究」）
・新型インフルエンザ専門家会議「新型インフルエンザ流行時の日常生活におけるマスク使用の考え方」（平成20年9月22日）（https://www.mhlw.go.jp/shingi/2008/09/dl/s0922-7b.pdf）

・「【特別寄稿】『8割おじさん』の数理モデルとその根拠」西浦博・北大教授」（２０２０年6月11日付「Newsweek日本版」）(https://www.newsweekjapan.jp/stories/world/2020/06/8-39_4.php)

・「新型コロナ、日本独自戦略の背景に結核との闘い 対策の要『保健所』の歴史から見えるもの」（２０２０年５月25日付「47News」https://this.kiji.is/636063326715642977?fbclid=IwAR3XL2GZZwmTuWOUe53bfwzjsmUU7h6gd88rjVARtMJLiMmU_rUffNZXhTo）

第３波の襲来とワクチンへの期待

感染状況の推移

２０２０年11月30日現在、新型コロナウイルス感染症（COVID-19）の「第３波」の到来が誰の目にもあきらかになりつつある。全国の新規陽性者数は過去最多を更新し続けており、11月23日の厚労省の発表では、国内でのCOVID-19の感染者は13万２３５８例、死亡者は１９８１名であった。入院治療等を要する者は１万８０１９名、退院又は療養解除となった者は11万２２６９名であった[*1]。

第２波は７月初めから東京を主な起点として拡大し、全国の新規の感染者数は８月７日に１６０５人、１週間平均では１３００人を超え、ピークを迎えていた。その後感染者数は一時的に減少したものの、再び増加に転じ、11月14日には１７３６人、１週間平均で約１４００人となっている。この時点で第３波は、すでに第２波のピークを上回っている（図１）。

日本医師会の中川俊男会長は11月25日の定例記者会見で「医療提供体制が崩壊の危機に直面している」との認識を示し、対策の徹底を訴えている。[*2]

全世界の感染拡大傾向はさらに顕著であり、2020年11月26日の米ジョンズ・ホプキンス大の集計で、世界全体のCOVID-19感染者は6000万人を突破、死亡者は142万人となった。感染者数では米国が最多で、1277万人と全世界の20パーセントが集中していた。米国では11月10日の時点で感染者数が1000万人を突破しており、その後も1日あたり16〜17万人の感染者が新たに確認されている。感染者数では米国に次いでインド926・6万人、ブラジル616・6万人が上位3カ国で、全世界の感染者の50パーセント近くがこの3カ国に集中していることになる。

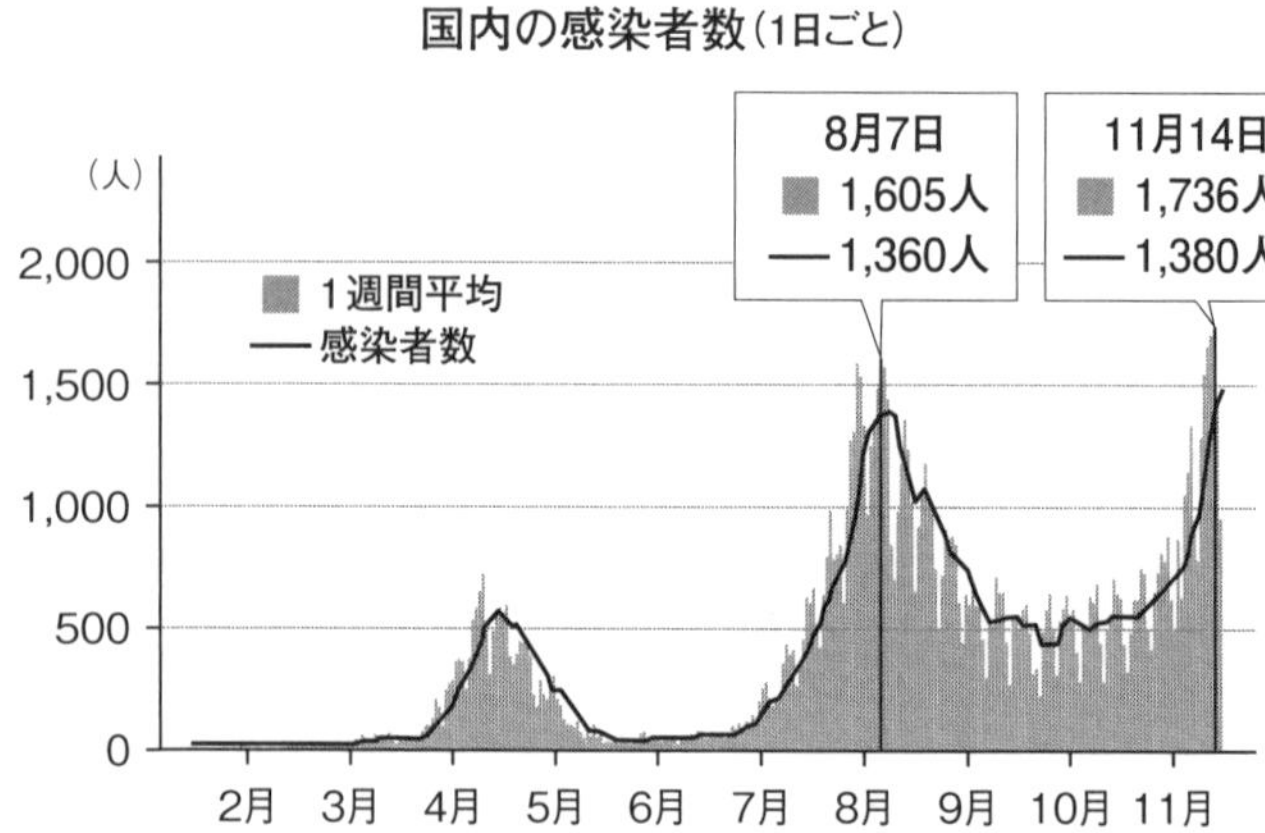

図1　新型コロナ国内感染者数の推移（2020年11月16日付）
NHK特設サイト「新型コロナウイルス」より引用[*3]

このほか、フランス、英国、ドイツ、イタリア、スペインなど欧州でも感染拡大が著しい。[*4]

感染対策

日本政府は5月25日に緊急事態宣言を解除し、7月22日から「GoToトラベルキャンペーン」を開始している。このキャンペーンで全国の観光産業は活性化したかに見えたが、第3波が到来して以降も継続したことには少なからぬ批判もあった。キャンペーンそのものと感染者数の増加が直接に関係していたかについては不明であるが、このキャンペーン以降、感染予防のために社会活動を自粛しようというムード

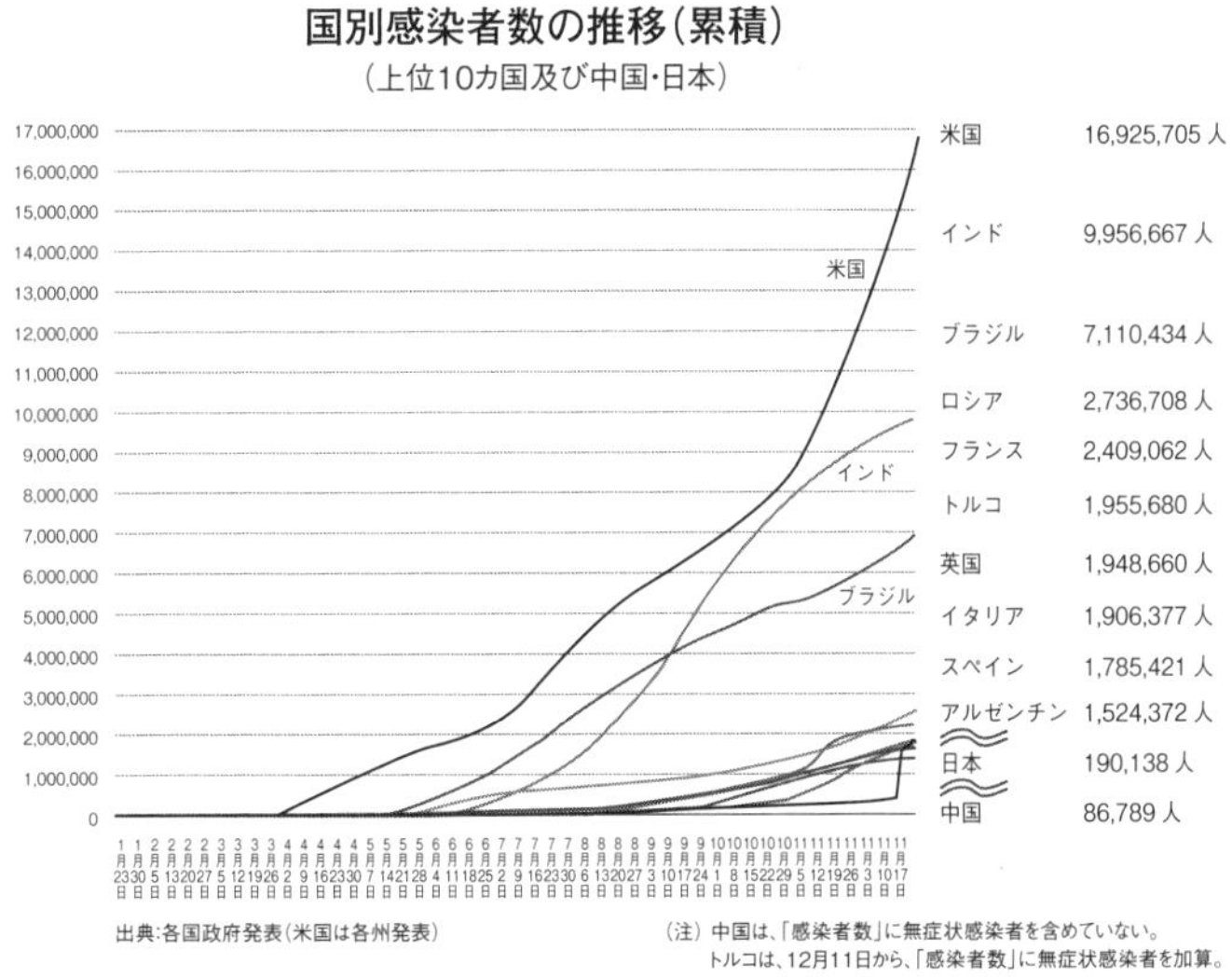

出典：各国政府発表（米国は各州発表）
（注）中国は、「感染者数」に無症状感染者を含めていない。
トルコは、12月11日から、「感染者数」に無症状感染者を加算。

図２　新型コロナ国別感染者数の推移（2020 年 12 月 18 日付）
外務省海外安全ホームページより引用[*5]

が一気に弛緩してしまった可能性は否定できない。筆者は「経済を回す」活動を一概に否定するものではないが、このキャンペーンが感染拡大にもたらした影響と経済効果については今後きちんと検証されるべきであると考えている。

政府の感染対策としては、接触確認アプリ「COCOA」の配布がある。新型コロナウイルスに感染した人と濃厚接触した疑いがある場合に通知を受けられるスマートフォン向けのアプリで、6月19日から利用が可能となった。

厚生労働省は11月17日、「COCOA」のダウンロード数は2001万件に達したと発表した。しかし、これは全人口の約16パーセントに過ぎず、陽性登録件数も1730件と非常に少ないため、効果に疑問が呈されている。[*6]

8月28日には、政府は新型コロナウイルスの対応について、医療提供体制の確保、検査体制の拡充、ワクチンは2021年前半までに全国民に提供できる数を確保すること、などの方針を決めている。

厚生労働省の11月15日時点での集計によると、PCR検査の最大能力は1日約8万4400件である。最多は民間会社の約5万3200件で、約70社が検査を担っているという。以下、医療機関約1万1600件、地方衛生研究所など1万700件が続くとのことだった。[*7]

「2020年前期」でも述べたように、筆者は全例検査はリスクのほうが高すぎるため反対する立場をとるが、感染の疑いが濃厚な患者まで必要な検査が受けられない状況に対しては批判的であり、その意味で検査の拡充は喫緊の課題であると考えている。検査の件数が増加している点は改善点とも言えるが、必ずしも品質が担保されず、陽性であっても保健所へ届け出義務のない民間会社（政府は届け出を促しているが）の検査が最多であるという状況には危惧も覚えている。第3波が到来しつつある現在、ひきつづき公的機関や医療機関での検査体制の拡充は必要であろう。

後述するようにCOVID-19は指定感染症2類に指定されているが、入院に関する扱いは、ほかの2類感染症とは異なっている。専門病床を重症者のために確保する必要性から、無症状者と軽症者は必ずしも入院を要請されず、指定の宿泊施設や自宅での療養を勧告されることになる。宿泊費は無料となるが、宿泊施設に余裕がない場合は、高齢者等と同居している者や医療従事者等と同居している者が優先されることになる。いずれの場合でも保健所が定期的に電話やＬＩＮＥなどで患者と毎日連絡を取り、健康状態をチェックすることになっている。

治療については、レムデシビルとステロイドが保険適用となるなど、重症度に合わせて使用する薬剤の整理が進められた。10月25日時点でCOVID-19の診療ガイドラインでは以下のように説明されている。まず、酸素投与を必要としない軽症患者に対しては、アビガン（ファビピラビル）の使用が「弱い推奨」となっており、酸素投与と入院治療が必要な中等症以上の患者に対しては、レムデシビルが「弱い推奨」、ステロイドが「強い推奨」となっている。

また、中等症に限定しては、トリズシマブが「弱い推奨」となっている。ただし、いずれもまだ決定的なエビデンスが確立されたわけではなく、今後の研究成果を待ちたい。

以上が日本政府の標準的な対応であるが、ここで特筆すべきは、多くの自治体が独自の感染対策を展開したことである。東京都、大阪府、北海道、神奈川県などが代表的なところであるが、本稿では「和歌山モデル」に注目したい。[*8]

和歌山県では2月に済生会有田病院で医師らの新型コロナウイルス感染が確認されたことが大きく報じられ、早い段階から独自の感染対策を実施していた。クラスター対策も日本政府に先駆けて行っており、仁坂吉伸知事は政府の方針にとらわれず、渡航歴に関係なく検査を大規模に実施していた。「和歌山モデル」の特徴は、早期発見、早期隔離、行動履歴の徹底調査という3点に加えて、保健所や行政の統合システムの早期形成だった。検査で発見した感染者は無症状患者も含めて全員入院させる方針に加え、保健所業務を徹底的に守った点も特筆すべきであろう。具体的には、和歌山県庁に窓口をつくって24時間体制で電話相談を行い、病院周辺の聞き込みにも保健所をかかわらせず、保健所業務が圧迫され職員が疲弊することを防いだのである。２０２０年前半編での保健所の機能の重要性について触れたが、この点だけでも和歌山モデルに追随する自治体が増えることを期待したい。

指定感染症

日本政府は、２０２０年2月1日から新型コロナウイルス感染症を感染症法の「指定感染症」に指定した。これは、従来感染症法の対象ではなかった疾患を、期間限定で臨時に感染症法上の分類に含める、という意味である。ちなみに指定期間は最大で1年延長することが可能である。

感染症法では感染力や重症度などに応じて1類感染症から5類感染症までに分類されている（表1）。表に示す通り、エボラ出血熱は1類、ＳＡＲＳやＭＥＲＳは2類に分類されており、COVID-19は2類に相当するとされている。これらの感染症は、診断がつけば所轄の保健所に届け出が義務づけられており、これにより政府が全体の発生数の把握をして対策をとれるようにしている。また1～2類については、都道府県知事が必要と判断した際には強制的な入院措置をとることができる。

指定感染症に指定するメリットとしては以下のものがある。

まず、入院費は全額、公費負担となる。また、患者に対して就業制限ができる。医師には保健所への迅速な届け出を求めることで正確な患者数を把握できるし、患者の接触者調査を積極的に行うことも可能となる。だから患者の分布や死亡率といった疫学調査もやりやすくなる。また、恐らくは医療関係者の感染リスクも減らせるであろう。COVID-19の患者は、

感染症法に基づく主な分類		無症状者への適用	入院勧告	就業制限	消毒	積極的疫学調査	医師の届出
1類	エボラ出血熱、ペストなど	○	○	○	○	○	直ちに
1類	新型コロナウイルス感染症	○	○	○	○	○	直ちに
2類	結核、SARSなど	×	○	○	○	○	直ちに
3類	コレラ、腸チフスなど	×	×	○	○	○	直ちに
4類	日本脳炎、マラリアなど	×	×	×	○	○	直ちに
5類	季節性インフルエンザ、手足口病など	×	×	×	×	○	原則7日以内

高
危険度
低

○＝できる　×＝できない

表1　指定感染症の分類[*9]

感染症指定医療機関で診療を受けることになるため、一般の病院で治療を受ける可能性が低くなるためである。指定医療機関では専門病棟があり、感染予防のトレーニングを受けた専門スタッフが対応するため、一般医療機関に比べて感染リスクははるかに低い。

このように、COVID-19を指定感染症に指定することには何の問題もないように見える。しかし、第1波が終息しはじめた頃から、指定感染症から外すべきという議論が広がりはじめている。

枩村《まつむら》秀樹氏の「新政権はまず新型コロナ『指定感染症』の解除を」という記事[*10]で述べられている批判が代表的なものであるが、まず新型コロナウイルス感染症の危険性は5類のインフルエンザ相当であって、2類は過剰対応であるとしている。また、現状のまま感染者が増えて、無症状者や軽症者まですべて感染指定医療機関に入院させていたら、病床が満杯となって医療崩壊につながるという懸念がある。それゆえ無症状者と軽症者は入院対象から外し、重症者に医療資源を集中させよ、としている。加えて、2類のままだと、政府への全数報告を担っている保健所の負担が過重になるとも指摘されている。最後に、コロナ対策で疲弊した国民が経済を回せなくなるという懸念が表明されているが、「指定感染症から外すべき」という議論の多くは、この点を強調することが多い。

コロナがインフルエンザ程度の感染症と言い切れるかは大いに疑問の余地はあるが、医療崩壊の懸念や保健所の過重負担は事実であり、政府や専門家はこうした声にも耳を傾けるべきであろう。

ただ、疫学研究にかかわる立場としては、指定感染症から外れることで全数把握ができなくなり感染状況が把握できなくなることは、コロナ対策上、決してあってはならないと考えている。強制入院などの行動制限も最小限にとどめたいところではあるが、現在のように感染を恥とする価値観が支配的な状況下では、重症化しても入院を拒む患者が一定数出てくる可能性を排除できない。国際的に見ても医療機関でのクラスター発生率が高い日本で、そうした患者が指定ではない一般医療機関を受診していたら、院内感染が続発する懸念もある。

以上より筆者は、指定感染症の期間は延長しつつ、保健所と指定医療機関の拡充ないし、負担軽減のための助成金ないし人的支援を手厚くすることが急務ではないかと考えている。

メンタルヘルス

コロナ禍はメンタルヘルスについても、大きな影響をもたらしつつある。正式な診断名ではないものの「コロナうつ」なる言葉も広がっている。先行きの見通しが見えない状況下、行動制限、心理的負担などの要因が、強い不安やうつ状態につながっているとされている。

筆者の個人的な印象では、こうした特徴的な症状を訴える患者が臨床場面で大きく増えたという印象はあまりない。ただ、もう少し漠然とした抑うつ気分、意欲や自発性の低下、何も楽しめない気分といった訴えは決して少なくない。あくまでも印象論ではあるが、コロナ禍が「うつ」に傾く傾向につながっていることは間違いないように思われる。

それを象徴するような出来事が、最近の自殺の急増である。こちらには統計的な根拠がある。

警察庁の発表によれば、2020年9月の自殺者は1805人で、昨年の同時期より143人（8・6パーセント）増えている。2020年7月以降、3カ月連続で、昨年よりも自殺者が増えているという状況がある。ここで注目されるのは、女性の自殺の増加ぶりである。男性が去年よりも0・4パーセント増えて1166人、女性が27・5パーセント増えて639人となっている。単純に男女を比べれば男性の自殺者数のほうが多いが、増加率は女性のほうがあきらかに高い。[*11]

うつ病の罹患率について言えば、女性は男性の約2倍、罹患しやすいとされている。では、自殺率はどうだろうか。日本では、男性の自殺率が女性の約2倍以上であるが、国際的にも男性のほうが自殺リスクが高く、ロシアのように8倍近い国もある。[*12]

うつ病は自殺リスクの高い疾患の1つだが、女性は男性の2倍、うつ病に罹患しやすいにもかかわらず、男性よりも自殺リスクが低いということになる。こうした自殺の性差については文献的にもいまだ定説はないようで、以下は筆者の推測となる。

ここで補助線となるのは、自殺希少地域のコミュニティ特性である。岡檀らの調査によれば、自殺希少地域の1つである徳島県旧海部町には、次のようなコミュニティ特性があるという。[*13] ①コミュニティがゆるやかな紐帯を有している（絆が強くない）、②身内意識が強くない、③援助希求への抵抗が小さい（何か問題を抱えたときに周囲に助けを求めることへの抵抗感が小さい）。④他者への評価が人物本位、⑤意欲的な政治参画、⑥主観的な格差感が小さい。

ここで特に注目されるのは、③援助希求行動について、である。

男性は一般的に「弱音を吐く」「愚痴をこぼす」「助けを求める」といった行動に「男らしくない」といった、ネガティブな印象を持っている。ストレスフルな状況にあっても黙って耐えることが美学である、という考え方は、いまなお健在である。また、男性の人間関係は女性に比べて仕事関係が中心になりやすく、利害関係の伴わない人間関係が相対的に少ない。こうした人間関係の狭さも、援助希求行動のハードルを上げている。

一方女性は、男性に比べれば利害関係のからまない人間関係、いわゆる「社会関係資本」が豊かである。近所づきあいや井戸端会議（最近ならファミレス会議、カフェ会議だろうか）的な場面で積極的にグチをこぼしあい、助け合うという関係が存在する。もちろん例外もあるだろうが、男性に比べればそうした傾向が強いという点には異論は少ないだろう。

このように考えるなら、コロナ禍の中で、女性の自殺率が急増した理由もはっきりしてくる。まず、コロナによる直接のストレスは、女性のほうがやや高かったのではないか。しばしば耳にしたのは「日中は仕事に行っているはずの夫が一日中家にいて、その世話をするのがストレス」といった声だ。在宅のストレスについては男性の声はそれほど多くなかったため、コロナ禍のひきこもり生活は、女性のほうに過重な負担がかかった可能性がある。さらに女性にとって問題だったのは、コロナ以前にはとれていたストレス対処行動としての援助希求が、著しく困難になった点だろう。3密回避や外出の自粛によって、対面でグチをこぼしたり相談したりする機会が激減したのである。こうして多くの女性がストレスのはけ口を失い、孤立感を深めた結果、自殺念慮が急速に高まった、とは考えられないだろうか。

メンタルヘルス問題は感染対策に比べて軽視されるきらいがあるが、少なくとも自殺予防については、ネットを用いて当事者間の対話機会を増やすなど、従来とは異なるアプローチでの対策が急務であるように思われる。

ウイルス型の変異

新型コロナウイルスについては、これまで多くの変異が報告されている。これは特別な現象などではなく、そもそもウイルスは感染の拡大とともに変異を繰り返すのが普通なのである。

たとえばCOVID-19の感染が最初に広がった武漢市の海鮮市場では、食用のセンザンコウが売られていた。ここから1つの仮説として、コウモリ由来のウイルスがセンザンコウを中間宿主として変異を繰り返し、さらに人に感染することでCOVID-19を発症する、というルートが想定された（実証はされていない）。エボラ出血熱のウイルスもコウモリ由来とされているが、異種間の感染も変異のきっかけになりやすく、その過程で感染力や毒性が強化されることも珍しくない。

あるいは、ヨーロッパと東アジア地域では感染率や死亡率がかなり異なることの説明に、異なる変異株のためと説明されることがしばしばあった（医学的な根拠はない）。最近ではデンマーク政府が11月4日、変異した新型コロナウイルスがミンク農場で発見され、ミンクから人間への感染が確認されたため、国内で飼育するミンク約1700万匹が殺処分された。余談ながらこの事件を契機に、ヨーロッパの毛皮産業は一気に衰退に向かうと予測されている。

それでは、変異はどのようにして起こるのか。新型コロナウイルスについて言えば、その遺伝子はRNAであり、4種類の塩基が1列に並んだ構造を持っている。ウイルスはこのRNAを複製することで増殖するのだが、この複製がいつも正確になされるとは限らない。コピーに失敗して、いくつかの塩基が抜け落ちたり違う塩基に置き換わったりすることがある。変異はこのようにして生じる。

変異はランダムに起きるので、ウイルスにとって不利にも有利にもなる。感染や増殖に不利な変異株は淘汰されて消滅するし、変異が適応的に作用する場合は、その変異株は急速に増殖する。これを広義の「進化」の過程とみることも可能だ。ちなみにこれまでの研究から、

SARS-CoV-2については、変異の大きさや速度がＨＩＶウイルスなどに比べるとかなり小さいことが判っている。[*14]

新型コロナウイルスの変異で特に注目されるのは、ウイルスの表面にある突起状の「スパイク蛋白」に関する変異だ。スパイク蛋白はウイルスが細胞と結合するための足場になるので、もしも変異によってこの結合力が高まれば、感染力が強化されてしまう。さらに問題なのは、ワクチンの効果にも影響する点だ。COVID-19のワクチンは後述するように、このスパイク蛋白を抗体で覆って細胞に結合できなくするものだ。もしスパイク蛋白の性質が変わってしまうと、抗体が結合できなくなってワクチンが無効になりかねない。

ちなみにインフルエンザウイルスもスパイク蛋白（ＨＡ、ＮＡ）で感染するが、Ａ型インフルエンザウイルスの場合、ＨＡが16種類、ＮＡが9種類あり、その組み合わせで１００種類以上の型がある。この型の変異で抗原性が変化するため、インフルエンザワクチンは毎年接種しなければならないのである。

もう1点、懸念されるのは、ウイルスがＲＮＡをコピーするのに用いるポリメラーゼに生じる変異である。ポリメラーゼは抗ウイルス薬、レムデシビルのターゲットなので、変異の性質によっては薬剤耐性が生じてしまう可能性がある。

SARS-CoV-2のゲノム配列を公表しているネクストストレインというウェブサイトによれば、２０２０年に全世界に広がった新型コロナウイルスは5つの系統に分類される。このうち中国とその他のアジアの全域に広まった系統群のウイルスから、スパイク蛋白に変異が生じたD614Gと呼ばれる系統群が生じ、この系統群が急速に大陸全土に広まって、現在の世界的流行で多数を占める結果となっている。

東京大学医科学研究所感染・免疫部門ウイルス感染分野の河岡義裕教授らの研究グループが中心となって行った研究によれば、[*15] D614Gは、変異する前の新型コロナウイルス株に比べて、感染力や増殖力が強いことがわかった。ただし、幸いにも同一のワクチンで感染が防げることもわかった。その意味では、後述するmRNAワクチンの接種が広がることで、D614G系統のウイルスも撃退できるということになる。

以上を簡単にまとめると、新型コロナウイルスは頻繁に変異を繰り返して感染力は高まる傾向にあるが、ワクチンによる感染対策にはまだ十分に希望を持てる、ということになる。

ワクチン

現在、新型コロナウイルスの感染拡大を食い止める有力な切り札と考えられているのが、ワクチンの接種である。COVID-19ワクチンの開発は、異例とも言えるスピードで進んだ。もっとも早く臨床試験を開始したのは米国立衛生研究所（NIH）と共同開発を進める米国のバイオベンチャー、モデルナだった。彼らは1月11日に中国の研究チームが新型コロナウイルスの遺伝子配列を公表すると、その2日後にはワクチンの設計を終え、3月16日には第1相試験の被験者への投与を発表している。

新型コロナウイルスのワクチンは、従来とはまったく性質の異なる「mRNAワクチン」である。現時点で使用許可を待機しているmRNAワクチンは、米国モデルナ社が開発したものと、ドイツのビオンテック社とファイザーが合同で開発したワクチンの2つがある。

mRNAワクチンは、かつてない画期的なワクチンと言われているが、その理由を以下に説明する。

麻疹や風疹などのように、一度罹患すると免疫ができて二度と罹患しない感染症がある。人間の免疫系が病原体を抗原として認識・記憶して抗体を作り、同じ病原体が侵入するとただちに撃退するためである。この免疫の仕組みを利用して、感染症を予防するのがワクチンの機能である。

ジェンナーの種痘の話は広く知られている。牛痘に罹患した人は天然痘にかからない事実に注目し、牛痘のウイルスを少年に接種したところ、かれは天然痘に罹患しなかった。つまり、毒性の弱いウイルスを体内に入れて免疫をつくっておけば、毒性の強いウイルスにも抵抗力ができることが発見されたのである。

従来のワクチンは、ジェンナーの種痘とほぼ同じ原理で作用する。毒性を弱めた病原体やその一部を抗原として人体に投与し、抗体を作らせて免疫をつける。ただしこの手法は、H

IVやインフルエンザのように、変異しやすいウイルスには効果も限られているという問題もある。インフルエンザワクチンを毎年接種する必要があるのは、ウイルスがどんどん変異するからだ。

mRNAワクチンは、抗原そのものを使用しないところが従来型のワクチンとは大きく異なる。RNAはタンパク質の設計図だ。このワクチンは、抗原となるタンパク質の設計図を人体に投与して、人間の細胞に抗原を作らせ、その抗原に対して抗体が作られることで免疫が獲得されるのである。

抗原そのものを使うワクチンよりもmRNAを使うほうがすぐれているのは、何と言ってもスピードとコストである。インフルエンザワクチンは、現代でも鶏卵でウイルスを増殖させることで作られており、手間と時間がかかる。しかしmRNAはDNAと同様、4種類の塩基の組み合わせなので、配列さえわかれば工業的に合成できる。それゆえウイルスがどんなに変異しても、遺伝情報さえわかれば、すばやくかつ安価に対応するワクチンを合成できるのだ。喩えるなら、3Dプリンタでワクチンを製造するようなものである。

今回開発されたワクチンは新型コロナウイルスのスパイク蛋白（ウイルス表面についているトゲ状の蛋白）をターゲット（抗原）とするものである。つまり人の細胞にスパイク蛋白を合成させるmRNAが含まれている。スパイク蛋白は、新型コロナウイルスが人に感染する際に使われるタンパクで、これが抗体で覆われると感染できなくなってしまう。

原理は簡単そうに見えるが、mRNAワクチンの開発には、実は大きな壁があった。人体にとって外から注射されたmRNAは異物でしかないため、体内では不安定ですぐ壊れてしまうのだ。mRNAが細胞まで到達できなければ、スパイク蛋白は生産できない。また、人工的に合成・注射されたRNAに対しても自然免疫のシステムが働くので、炎症反応が起きてしまう。これではワクチンとして意味をなさない。mRNAを無事に細胞まで届ける手法が必要だったが、そんなことができるとは誰も考えていなかった。

この壁に挑んだのがペンシルバニア大学のカタリン・カリコ教授である。[*16] 彼女は細胞内のRNAがさまざまな化学修飾を受けているため攻撃されないことに注目した。そこで、壊れやすいmRNA分子を保護しつつ、ヒト細胞への吸収を助けるために、ある物質でコーティングすることを思いついた。具体的には、細胞膜と親和性のある脂質膜のカプセル（脂質ナノ粒子：LNP）でRNAを包み、細胞表面に膜が融合することでRNAが細胞内に送り込まれるという仕組みである。

この技術を開発したカリコ博士はハンガリーからの移民で、ペンシルバニア大学では冷遇されており、NIHからの助成金も獲得できなかったという。しかし彼女はめげることなく研究を続け、ドイツの製薬ベンチャー、ビオンテック社にバイスプレジデント待遇で招聘された。ちなみにビオンテックの創業者ウール・シャヒン（独マインツ大学医療センター教授）もまた、トルコからドイツへの移民だった。

COVID-19の感染拡大のもと、ビオンテックはファイザーと組んで、COVID-19ワクチンの大規模治験を短期間でクリアした。被験者が新型コロナウイルスに高頻度で曝露されるパンデミックの状況が、皮肉にも実証の速度を早めたという。

ちなみにモデルナのワクチンも、この技術を応用したものである。このほかアストラゼネカのワクチンは無害なウイルスに新型コロナウイルスの遺伝情報を組み込んで細胞へ感染させる「ウイルスベクターワクチン」、大阪アンジェスのワクチンは、遺伝情報をＤＮＡに組み込んで細胞に届ける「ＤＮＡワクチン」の手法を用いている。いずれも遺伝情報を使って人間の細胞に抗原を作らせる、という原理は共通している。

ｍＲＮＡワクチンの技術は、他の病原体やがん治療、遺伝子治療などにも応用可能である点で画期的なものとされる。COVID-19ワクチンの効果はまだ未知数ではあるが、もし有効性が実証されれば、カリコ博士の業績はノーベル医学生理学賞級のものと評価されることは確実である。むしろコロナ禍ゆえに、人類は新しい医療技術を手に入れたと、後年回顧されるようになるのかもしれない。

ワクチン接種による副反応の問題など、解決すべき課題も少なくはないが、現時点で筆者は、このパンデミック終息の最大の鍵は、このワクチンの普及にかかっていると確信している。

（森達也編『定点観測 新型コロナウイルスと私たちの社会 2020年後半』論創社）

＊1 新型コロナウイルス感染症の現在の状況と厚生労働省の対応について（令和2年11月23日版）
https://www.mhlw.go.jp/stf/newpage_15010.html

＊2 JIJI.COM「医療体制『崩壊の危機』 日医会長」
https://www.jiji.com/jc/article?k=2020112500948&g=soc

＊3 NHK特設サイト 新型コロナウイルス 【データで見る】〝第3波〟第2波との違いは（2020年11月17日）
https://www3.nhk.or.jp/news/special/coronavirus/medical/detail/detail_55.html

＊4 nippon.com 世界の感染者数が6000万人を突破（11月26日）
https://www.nippon.com/ja/japan-data/h00673/

＊5 外務省海外安全ホームページ 新型コロナウイルス国別感染者数の推移
https://www.anzen.mofa.go.jp/covid19/country_count.html

＊6 ITmedia NEWS「接触確認アプリ『COCOA』、2000万ダウンロード突破」
https://www.itmedia.co.jp/news/articles/2011/17/news156.html

＊7 時事ドットコムニュース「民間検査拡充、感染者増の一因に『隠れ陽性』恐れも―新型コロナ」
https://www.jiji.com/jc/article?k=2020111801097&g=soc

＊8 知事からのメッセージ 令和2年12月28日
https://www.pref.wakayama.lg.jp/chiji/message/20201228.html
※日付は12月ですが引用部分は11月までの状況説明なので

＊9 時事ドットコムニュース「『エボラ並み』どう見直す？ 無症状、宿泊療養徹底―『指定感染症』維持か・コロナ」 https://www.jiji.com/jc/article?k=2020090500174&g=soc

＊10 杢村秀樹：新政権はまず新型コロナ「指定感染症」の解除を 国民の疲弊と経済悪化・財政支援は限界に来た．東洋経済オンライン 2020.9.14
https://toyokeizai.net/articles/-/374771?page=2

＊11　２０２０年10月26日付　朝日新聞Ｗｅｂ版「コロナうつの先に…若い女性の自殺『不安が止まらない』」

＊12　小森田龍生：２０００年代の高自殺リスク群と男女差──既存統計資料の整理と課題抽出に向けて──1．専修人間科学論集 社会学篇、３（２）、２０１３

＊13　岡檀、山内慶太：自殺希少地域における自殺予防因子の探索──徳島県旧海部町の住民意識調査から1．日本社会精神医学会雑誌 第20巻3号２１３～２２３頁、２０１２

＊14　ユディル・オフィンニ：東南アジアにおける新型コロナウイルスの突然変異と拡散──今後のワクチンの行方──
https://covid-19chronicles.cseas.kyoto-u.ac.jp/post-041-jp.html/

＊15　現在流行中のSARS-CoV-2 D614G変異株は、高い増殖効率と感染伝播力を示す、東京大学医科学研究所 Website
https://www.ims.u-tokyo.ac.jp/imsut/jp/research/papers/page_00041.html

＊16　船引宏則：続・コロナの革命的ワクチンを導いた女性移民研究者「自分に何ができるのかだけを考え、それにエネルギーを注ぐのです」論座　２０２０年12月25日
https://webronza.asahi.com/science/articles/2020122200005.html?page=1

＊17　出村政彬、ちゃんと知りたい！新型コロナの科学　人類は「未知のウイルス」にどこまで迫っているか（Japanese Edition）（Kindle の位置 No.1532-1535）、Kindle版

コロナ・アンビバレンスとメディア

コロナロスあるいはコロナ・アンビバレンス

２０２１年1月に、画期的な報道がなされた。COVID-19のワクチン接種をいち早く進めていたイスラエルで、第1回接種を終えた人の感染率が50パーセントも低下したのだ。[*1] この素晴らしいニュースを私はさっそく、Twitterに投稿した。このワクチンの有効性のエビデンスが確立されれば、「経済か生命か」みたいなジレンマも解決できる。しかもｍＲＮＡワクチンというのは喩えるなら遺伝情報から３Ｄプリンタでワクチンを合成するような工程で作れるので、従来のワクチンが無効な変異株が登場してもすぐに対応できる。これこそは、先の見えないコロナ禍における素晴らしい光明となるはずだ。この喜びを早くみんなと分かち合いたい。

ところが、である。私のこのツイートは全然バズらなかった。私自身の、比較的どうでもいいツイートに対する反響にすら及ばなかった。半信半疑めいたリアクションも多かった。そこで人間ができていない私は、さっそく嫌味なツイートを投稿した。ワクチンのツイートに反響が薄かった理由は、たぶん以下のどれかだろう、と。

「(1)フェイクニュース。どうせ変異株で無効になるのさ　(2)ワクチン嫌い／副反応怖い　(3)どうせ日本に来るのはずっと後さ　(4)コロナあっさり終わるのもちょっと困る……あんがい(4)が多かったりして」。

この書き込みについては、(4)への反響が一番多かった。「実はそうなんです。今、コロナ禍でとても楽なんです」「リモートで仕事をして、通勤しなくて済んでいる。楽だから終わってほしくないのです」といった反応が少なからずあったのだ。

実は、この反応はそれほど意外なものではなかった。年余に及ぶコロナ禍の中で、多くの人々が現状に「適応」し、「ずっと続いてほしくはないが、すぐ終わってしまうのも困る」という思いを抱いているのではないか。そのように予測していたのだ。

2020年の夏頃に、Twitter上で「コロナロス」という言葉を見かけたことがあった。今も検索すれば容易に見つかる。多くは冗談めかした内容で「このままコロナ終わったら寂しがるやつが出てくるんじゃね?」的なものだった。しかし私は、ワクチン報道への反応を見て、こうした感情が実際にありうることを確信した。いや、他人事ではない。私自身の中にも、そうした感情が完全にゼロかと問われれば、決してそうとは言い切れないからだ。

「コロナロス」では、あまりにもジャーナリスティックなので、私はコロナへの両価的感情、すなわち「コロナ・アンビバレンス」と呼んでいる。嫌悪しつつも、どこか親しみを覚えているような矛盾した感情。実はこれ自体は、それほど特殊な現象ではない。

もっとも典型的には「ストックホルム症候群」がある。誘拐事件や監禁事件などの被害者が、犯人と長期間一緒にいることで、犯人に好意的な感情を抱く現象だ。虐待された子どもですら、加害者の親に依存し愛着を感じていることは珍しくない。傷つけられることで強化される絆という意味で、「トラウマティック・ボンディング」なる言葉まである。このほか、コロナ禍と似た例を挙げるなら、太平洋戦争中の学童疎開がある。多くの子どもたちが親元から離れ、田舎のお寺など、しばしば劣悪な環境下での過酷な集団生活を強いられた。しかし、疎開生活を懐かしいと話す人は意外にも少なくないのだ。

一般に人間は、かなり過酷な環境にも慣れてしまうことができる。慣れるということは、嫌悪感やストレスが次第に薄れていく過程でもある。感染の当事者、あるいは経済的な困窮に陥った当事者からすればとんでもない話だろうが、幸い感染もせず、経済的ダメージも少なかった層にとっては、政府からの給付金など、コロナ禍は少なからぬ「恩恵」ももたらした。ちなみに私の周囲では、患者も含め、給付金を生活費に充てた話はほとんど聞かない。多くの人は趣味や娯楽に充てていた。

加えて、サラリーマンにとっては業務のリモート化は願ってもない恩恵だったのではないか。気が重かった行事やイベントはすべて中止、満員電車で通勤する苦痛はなくなり、上着だけ着替えてテレワークに勤しめば良い。多くの人に「この楽な状況は終わってほしくない」と感ずるような「現状維持バイアス」が働くのは、むしろ自然なことである。他国の状況はわからないが、先進諸国の中では感染拡大の規模が比較的小さかった日本において、こうした「コロナ・アンビバレンス」が共有されるのは当然かもしれない。ワクチン報道に反応が鈍いのも当然である。

私は「コロナ・アンビバレンス」を病理とは考えていない。およそ戦争であれ天災であれ、どんな災厄であっても、それが長期化すればするほど、こうした両価的感情は生じやすくなると考えている。これは人間の心に備わった適応戦略であり、レジリエンスの1つとみなすことも十分に可能だ。余談だが、こうの史代原作のアニメーション映画「この世界の片隅に」は、戦時下の不自由な生活の「楽しさ」や「幸福」を描きつつ、敗戦によってそれらが全否定されるさまを描き切った傑作である。

同調圧力に荷担するマスコミ

さて、こちらは「コロナ・アンビバレンス」ならぬ「コロナナロス」を間違いなく抱いている最大の集団としてのマスコミについて考えてみたい。コロナ禍はそれまで潜在していたさまざまな病理や問題を浮き彫りにしてくれたが、その1つが日本のマスコミの特異な体質である。

彼らこそは、コロナ禍から恩恵しか受けとっていないほとんど唯一の集団である。もう1年以上も続く「負のお祭り騒ぎ」の終息を、彼らが本気で願っているとはとても信じられない。表面的なきれい事はいくらでも言えるが、もし私自身が日本のマスコミ人だったとしたら、間違いなく「コロナロス」に怯え、コロナ禍の遷延を願ったであろうことは確実だ。

理由は単純である。マスコミ人にとって、これほどまでに報道で人心に影響を与え続けられた経験は前代未聞なのだ。コロナ禍は、その報道に読者や視聴者が一喜一憂してくれるという意味で、まことに幸せな状況である。いかなるマスコミ人も、報道で大衆の心に強い影響を及ぼしたいという強い欲望を持っている。彼らが、この「蜜月時代」を終わらせたくないと考えるのは、ごく自然なことだ。

そのようにでも考えないことには、マスコミ、とりわけワイドショー枠が、信頼できる専門家ではなく、どうみても胡散臭い「自称専門家」を繰り返し呼んで、真偽のほどが怪しい主張をさせる理由がわからない。人心を落ちつかせ、パニックを予防するためなら、もっと地味でも誠実な専門家を出演させるべきなのに、業績は怪しいがキャラだけは立った亜専門家、あるいは専門家ですらないタレントといった人々に、政府批判をさせ危機感をあおる。ネット上で散々批判されてもそれをやめられないのは、どこか彼らが「炎上上等」、「とにかく話題になればＯＫ」と考えているとしか思えない。

もっとも視聴率至上主義という点から考えると、彼らは存外に賢いのかもしれない。というのも、東日本大震災のときもそうだったが、人々は科学的根拠に基づいて安心を説く専門家よりも、根拠薄弱な思い込みから不安を煽る「専門家」の話に耳を傾けがちである。彼らは、人々が慢性的に不安と不満を抱えているほうが視聴率を稼げると本能的に知っている。だからもし、同程度の根拠がある①安心できるニュースと②不安になるニュースがあるとしたら、②だけを率先して取り上げるのはあまりにも自然な態度なのだ。

マスコミを悪く言い過ぎと思われるだろうか。しかし私は、コロナ禍初期にあったティッシュやトイレットペーパーの「パニック買い」を忘れることができない。あのパニックの発端はネット上のデマだったが、テレビの報道がそれを助長していた。彼らは在庫が十分にあることをあまり強調せず、空になったスーパーやコンビニの棚を何度も映して人々の不安をかき立てた。そうした経緯についてまったく反省の色のない、とりわけテレビメディアには怒りを禁じえない。

マスコミは常に社会の「空気」を作り出し、人々を煽動し、パニックを眺めて自身の影響力を再確認したがっている。日本は同調圧力が強い社会だが、日本のメディアは同調圧力を作り出す側に回りたがるという特殊な傾向がある。海外のマスコミではあまり見ない現象だが、こちらもワイドショーが典型であろう。本来であれば、人々の同調圧力を打破するのがメディアの使命であるはずで、「社会の木鐸」というのはそういう意味である。共同体が生み出した誤った同調圧力に対して、誤解を正し、理性的な啓発を行うのがメディアの力であるはずだ。

さきほど挙げた例はパニック買いを助長した件だが、このほかにも同調圧力にくみするマスコミの偏向報道は枚挙に暇がない。

たとえば多くの新聞社は「緊急事態宣言下でも外出をやめない人々」を演出するために、各地の商店街に取材に行き、わざわざ「望遠レンズ」で撮影した写真をしばしば掲載した。ご存じのように、望遠レンズの圧縮効果を利用すれば、閑散とした商店街でも人々が密集しているかのような写真が撮れてしまう。ある商店街では、この種の写真を掲載されて非難の電話が殺到したという。

あるいは、別の章でも記したように、日本では不運にも新型コロナウイルスに感染してしまった芸能人やスポーツ選手らは、きまって謝罪のコメントを出す。感染者が公に謝罪するという奇妙な慣習を、人々も少しも奇異に思わずに、当然のこととして受けとめている。すでに感染することは恥であり、悪であり、「社会に迷惑をかける」行為ですらあったのだ。マスコミはこうした人々の感情に忠実に従い、なんの疑問も差し挟まずに謝罪内容を報道する。管見にして、海外の著名人がコロナに感染して公式に謝罪したという報道を見たことがないが、どうやらこれも日本だけに伝わる奇習の1つと考えて良さそうだ。

少し考えればわかることだが、こうした謝罪会見は、感染者差別と同様に、有害無益でしかない。感染者を叩き、謝罪させることは、人々を「感染隠し」に向かわせるからだ。ある集団で感染を隠す人が増えれば、その人々がスプレッダーとなって感染拡大につながってしまいかねない。

望遠レンズにしても謝罪報道にしても、背景には「コロナ感染を予防しない人間は悪」「感染してしまった人間も悪」という世間的な価値観があり、それへの同調圧力がある。そうした発想自体の問題もさることながら、マスコミはその間違った価値観に対して異議申し立てをするどころか、嬉々としてそれに賛同し助長すらしたのだ。

自殺報道の問題

この種の報道で、恐らくもっとも実害の大きかったものが一連の自殺報道である。不幸なことにこのコロナ禍では、複数の芸能人の自殺報道が相次いだ。著名人の自殺報道は、しばしば群発自殺につながるリスクがある。このためＷＨＯは、自殺報道ガイドラインを作成し、多くの海外メディアはこのガイドラインを遵守している。厚労省のＨＰに簡略化したまとめがあるので下記に転載する。[*2]

《自殺関連報道として「やるべきでないこと」》

報道を過度に繰り返さないこと／自殺に用いた手段について明確に表現しないこと／自殺が発生した現場や場所の詳細を伝えないこと／センセーショナルな見出しを使わないこと／写真、ビデオ映像、デジタルメディアへのリンクなどは用いないこと

《自殺関連報道として「やるべきこと」》

有名人の自殺を報道する際には、特に注意すること／支援策や相談先について、正しい情報を提供すること／日常生活のストレス要因または自殺念慮への対処法や支援を受ける方法について報道すること／自殺と自殺対策についての正しい情報を報道すること

相談先の案内については、以下リンクをご参照ください。

・＃いのちSOS（電話相談）https://www.lifelink.or.jp/inochisos/
・よりそいホットライン（電話相談）https://www.since2011.net/yorisoi/
・生きづらびっと（SNS相談）https://yorisoi-chat.jp/
・いのち支える相談窓口一覧
　（都道府県・政令指定都市別の相談窓口一覧）https://jssc.ncnp.go.jp/soudan.php

日本でもまともな新聞各紙はこのガイドラインを遵守しはじめてはいるが、ワイドショーやスポーツ紙はまったく守る気がないらしい。依然としてセンセーショナルな報道を繰り返

し、自殺の手段を詳しく報じて、背景や動機を詮索する。およそ自殺報道においてメディアがやってはいけないことを全部やっている。コロナ禍では特に女性の自殺の増加が顕著だったが、その原因の少なくとも一端は報道にあったと私は考えている。

ワクチン報道の罪

自殺報道に次いで問題だったのはワクチンの報道である。

なぜか日本のマスコミは、基本的には「反ワクチン」ないし「ワクチン懐疑派」の立場をとりがちだ。それも科学的根拠なしの、情緒的反応として。典型的だったのが、2021年1月の、一連のワクチン報道だ。

まずは毎日新聞である。オリコンニュース1月20日付の記事「新型コロナワクチン、6割超『受けたくない』 女子高生100人にアンケート」という、良く意味のわからない記事を毎日新聞が自社アカウントで引用ツイートをして批判が殺到し、当該ツイートはただちに削除された。

奇しくも同日、「デイリー新潮」が「コロナワクチンを『絶対に打ちたくない』と医師が言うワケ」なる記事を掲載したところ、取材対象の医師や学者から発言をねじ曲げられたと抗議され、この記事も削除されている。

また雑誌「ＡＥＲＡ」1月25日号の広告には「医師の本音『いますぐ接種』３割」という見出しを紹介したツイートにも批判が殺到し、担当編集者の釈明ツイートがさらに火に油を注ぎ、この記事もタイトル修正を余儀なくされた。

欧米メディアの報道を見る限りは、リスク・ベネフィット（利益と不利益）の客観的な評価はしているが、医師や女子高生へのアンケートに基づいたワクチン批判の報道は見たことがない。ワクチンの評価は科学的になされるべきで、「接種したいと思うかどうか」といった情緒的反応に情報価値はないのだから当然である。

江戸時代に医師の緒方洪庵が種痘を普及させようとした際「種痘をすれば牛になる（牛痘ワクチンだから）」という流言飛語に悩まされた史実は良く知られている。昔話と思いきや、令和の日本もあまり変わらない。マスコミが積極的に「牛になるぞ！」と喧伝しているぶん、江戸時代よりも後退しているとも言える。

どうもワクチン報道に関しては、あれほど同調圧力に長けたマスコミも勘が鈍ってしまうようだ。私はこの背景に「反ＨＰＶワクチン報道の成功体験」があると疑っている。

ＨＰＶワクチンは、子宮頸がんの原因となるヒトパピローマウイルス（ＨＰＶ）の感染を予防するワクチンである。２０２０年、スウェーデンのカロリンスカ研究所の研究グループが行った大規模調査の結果によれば、ＨＰＶワクチンを接種していた群では子宮頸がんの発症リスクが、接種していなかった群よりも63パーセント低くなっていた。[*3] これはＨＰＶワクチンが子宮頸がんの予防に有効であることを示す最初のエビデンスとなった。

先進諸国でのHPVワクチン接種率は60～80パーセントである。ところが日本だけ1パーセントに満たない（最近の統計でようやく20パーセントまで回復したようだが）。この結果、将来日本でのみ子宮頸がん患者が増え続けるだろうという不吉な予測がなされている。

HPVワクチンについては、その副反応（慢性疲労や長期間持続する疼痛など）について、まず朝日新聞が大きく報じ、その後マスコミ各社でセンセーショナルな報道がなされた結果、積極的な勧奨が差し控えられたという経緯がある。接種率が激減したのはこれが主たる理由とされている。副反応に苦しむ患者を軽視せよというわけではない。個別の事例に対しては十分な治療とケアがなされるべきである。

しかし私は、ワクチン接種との因果関係が安定的に実証されていない副反応の存在を理由に、接種そのものを勧奨しないことのリスクを大いに懸念している。国際的にも日本だけがワクチン後進国になってしまった最大の責任はマスコミが負うべきである以上、私は彼らがHPVワクチンの失敗体験に学ぶことを期待していた。

私はどうやらマスコミの良心を買いかぶりすぎていたようだ。どうも彼らは、報道内容の正当性よりも、「報道が政府の方針に大きく干渉し得た」という点で、あれを成功体験としてとらえているらしい。さすがにその後、露骨な反コロナワクチンの報道はなりを潜めたかに見えるが、まだそうした気分が完全に消えたわけではない。

たとえばワイドショーのコメンテーターが「（ワクチン接種は）長期的に見て何が起こるかわからない」などと発言したりする。これは「ゼロリスクを保証しろ」という悪魔の証明じみた有害なコメントでしかない。医療にゼロリスクを求めること自体が誤りなのだが、そういう人に限って抗ウイルス薬（もちろんゼロリスクではない）に期待していたりするのもおかしな話である。

あるいは朝日新聞天草支局長の近藤康太郎は「（多事奏論）ドブさらいで考えた『隣人』になる心地よさ」（2021年4月17日付　朝日新聞）なるコラムで、次のように書く。

「コロナ対策のワクチンが開発され、接種も始まった。コロナ禍からの景気回復を見越して、アメリカでも日本でも、株価の高騰が続いている。『まじかよ』と思うのは、わたしだけではないはずだ。周りを見渡して景気のいい話などない。変異株も次々出てくるだろう。東京ほかでは『まん延防止』措置も始まった。ワクチンの開発は、感染症への対症療法にすぎない」（傍線筆者）。

まだ日本人のほとんどがワクチン接種を受けられない現状で、なぜワクチンを軽視、もしくは批判めいた書きぶりをするのか。近藤によれば根本治療は「分散」しかない。つまり地方移住の勧めらしいのだが、あえてワクチンを貶める理由がわからない。しかもこの記述は端的に間違いなのだ。ワクチンは一次予防の手段であってそもそも治療ではないし、ついでに言えば「分散」も予防でしかない。またワクチンはCOVID-19ウイルスのスパイク蛋白をブロックして感染を防ぐ仕組みなのだから、比喩としても間違っている。

そもそもワクチンは公衆衛生の専門家から見れば歴史上、もっとも多くの人命を救った医療技術の1つである。しかし、予防医学はほとんど感謝されることはない。むしろ「政府による生権力の行使」、すなわち権力が人々の身体や生活に積極的に介入し、管理しようとする権力といった、ファシズム的な捉えられ方がなされやすい。

もちろん私も、ワクチン接種を全国民に強制せよ、とまでは思わない。ただ為政者が繰り返し国民に語りかけ、ワクチンの効能を説明し、その接種を勧奨することはぜひ続けてほしいと考えている。

意外なことに、ワクチンを打つことは体制順応を強いられることだと誤解している人が少なくない。とりわけ反体制の志向を持った人の一部には、ほとんど脊髄反射的に「ワクチンけしからん」と言っとけ、という傾向があるように思われる。反ワクチンは反体制のポーズに親和性が高いのである。私は心情的にはリベラルな立場を取ることが多い人間のつもりだが、ワクチンに関してはどうやら保守派と思われているらしい。

しかし、そんな政治的立ち位置などはどうでもいい。私たち医療関係者には、反HPVワクチンキャンペーンを阻止できなかったという強い後悔がある。あの失敗を二度と繰り返すつもりはない。だからこそ今回は、根拠薄弱な反ワクチン報道はすべて潰す、という怒りと覚悟を持って報道を注視しているのだ。

しかしそれにしても、COVID-19ワクチンの開発経緯はドラマチックだ。ハンガリーからの移民女性、カタリン・カリコ教授が逆境にもめげずに基本原理を開発し、トルコからの移民夫婦が起業したドイツのベンチャー（とファイザー）との協力でmRNAワクチンを製造、その効果をイスラエルが国を挙げて検証するという胸熱ストーリーである。いまやカリコ教授はノーベル医学生理学賞は確実と言われている。実にマスコミが好みそうなエピソードだと思うし、いまならワクチン推進報道のほうが視聴率も稼げるだろう。軽佻浮薄が身上のマスコミがいまさら変節したところで誰からも批判されまい。ここは意地を張らずに損得勘定で割り切ってみてはどうだろうか。

リスク・コミュニケーションの問題

以上述べてきた通り、マスコミによる報道の姿勢にはきわめて問題が多い。しかし、それでは専門家である医療者の姿勢には問題がなかったか。この点についても疑問なしとはしない。

たとえば、ワクチンに懐疑的な個人に対して、上から目線で小馬鹿にするような態度を取ったり、「ワクチンの副反応は詐病で、心因性のヒステリー反応のようなものだ」と頭ごなしに決めつけるような態度は逆効果だ。どういう状況であれ、苦しんでいる個人に対しては個別に丁寧に対応しケアする姿勢が必要となる。エビデンスを盾にして彼らの訴えを頭ごなしに否定するような医療者は信用されない。「医者はエビデンスに基づいて正しいことを伝えていればいい。それを受け入れられない奴は勝手に死ね」と言わんばかりの態度を続けていたら、この対立構造は変わらない。

医療者の傲慢が人々から信頼されにくい状況を作り、代替医療への依存や「近藤誠」現象をもたらしたのではないか。近藤誠氏は近著『こわいほどよくわかる新型コロナとワクチンのひみつ』（ビジネス社）でも、ワクチンを接種せず健康的な生活で抵抗力をつけることを推奨して近藤ファンから喝采を浴びている。もっとも近藤氏は、がんの放置を勧めたときと同様、本書の影響でワクチンを拒否した患者がCOVID-19で亡くなっても、なんら責任を取るつもりはあるまい。

だからといって、この問題は近藤誠という個人を批判して済むことではない。先に述べたような、医療者のエビデンスを至上とする傲慢な態度に傷ついた患者が、近藤氏のような既存の医療を否定する言説に引き寄せられてしまうのにはやむを得ない一面もあるからだ。同様の構図はホメオパシーなどの代替医療にすがる患者をも生み出している。医師は医学的に正しい情報さえ伝えていればいいと考える医療者は、ときに「愚かな患者」を突き放す態度をとりがちで、その反作用として偽医学に近づけてしまうという問題がある。

幸いなことに、近年はこうした傾向も若干トーンが変わってきている印象がある。忽那賢志医師のように、ワクチンに限らず、コロナ関連の信頼できる情報を収集し、対立を煽ることなく丁寧な発信を続ける医療者が増えている。リスクコミュニケーションという点から考えるなら、正しい情報をただ列挙するだけでは十分とは言えない。偽情報に振り回されて不安の渦中にいる人にも届きやすい言葉で、根気よく丁寧な発信を続けること。私の言葉で言えば、「精神療法的なアプローチ」や「対話的なアプローチ」が求められている。[＊4]

＊1　https://www.timesofisrael.com/israeli-data-shows-50-reduction-in-infections-14-days-after-first-vaccine-shot/
＊2　https://www.mhlw.go.jp/content/000747594.pdf
＊3　Lei J. et.al.:HPV Vaccination and the Risk of Invasive Cervical Cancer.N Engl J Med,383(14):1340-1348,2020
＊4　日本政府のリスクコミュニケーションの問題については、「コロナ禍で試される民主主義」で触れた。

コロナ禍のメンタルヘルス

ひきこもり当事者に起こったこと

２０２０年に始まったCOVID-19感染拡大（以下「コロナ禍」）の中で、多くの人が自宅でのひきこもり生活を強いられた。とりわけ２０２０年の４〜５月、１回目の緊急事態宣言下、事実上他国のロックダウンと同等レベルで、街角から人が消えた。この時期、日本人のほとんどが１〜２カ月のひきこもり生活を経験したのである。

こうした状況を、ひきこもり当事者はどのように見ていたであろうか。私は当初、当事者たちが一過性にせよ改善するのではないかと考えていた。ひきこもることの価値が社会的に認められることで、自分の状態を肯定的にとらえられる当事者が少しでも増えてほしいと願っていた。しかし残念ながら、そうした変化はほとんど起きなかった。これは私の観測し得た範囲ばかりではなく、いくつかの報道や当事者の証言を総合して考えると、そのように結論づけざるを得ない（もちろん例外もあった。何人かの臨床家は、「ひきこもり患者が元気になった」と報告している）。

診療場面でも、ときにコロナ禍についてどんな感想を持っているか訊ねることがあるが、ほとんどの当事者が「何も変わりません」「苦しいのは同じです」と答える。ごく一部に「路上に人がいなくなったので、人目を気にせず外出しやすくなりました」という声はあったが、プラスの反応はそのくらいで、むしろ「両親が一日中家にいるので居場所がない」「家の雰囲気がぎすぎすしていて辛い」といった苦痛を訴える声が多かった。負の予測としては日本中がひきこもりに苦しむ状況に快哉を叫ぶ当事者がいてもおかしくはないし、いたとしても責められない、と思っていたが、そういう当事者には1人も会わなかった。

1点だけ良かったと思われるのは、当事者の家族がひきこもり生活を体験したことである。それまでひきこもり生活を「楽園」のように考えてきた家族が、実際に経験してみて、ひきこもりの苦しさを理解したであろうこと。事実、大方の当事者にとって、長期のひきこもり生活は辛く、苦しいものなのである。家族がそれを知ることで、当事者の苦痛の一端でも共感的に理解できるようになったとすれば、それはコロナ禍の数少ない肯定的な側面と言えるかもしれない。

それでは、私はなぜ「改善が起きる」と予測したのか。一般に、ひきこもり当事者は「非日常」に強いという経験則があったためである。たとえば当事者経験のある上山和樹は、阪神淡路大震災の経験を以下のように記していた。[*1]

「『1万円札があってもおにぎり一個買えない』のが、異様に自由だった。《日常》が壊れて、死と隣り合わせだけど、自分を縛るものがない。息をするのに、『自分の肺で呼吸している』実感。規範に締め付けられた無感覚の呼吸ではない。『蛇口をひねっても水がでない』状況が、規範を無化した。何もないところに、他者といっしょに放り出されている。私は、当たり前のように『社会活動』した」（ブログ記事より）。

日常において、なにがひきこもり当事者を抑圧していたのかが非常に良くわかる記述である。それは「世間」であり「社会規範」でありライフラインを含む社会システムだったのだ。被災によって生まれた「災害ユートピア」的な関係の中では、彼らは自由に活動ができた。生命の危機に追いつめられたから、ではない。抑圧から解放されて、協力し合う大義名分が与えられたからである。しかし残念ながら、こうした蜜月はしばしば一過性だった。インフラが回復し、世間が再形成されてしまうと、彼らは再びひきこもりに戻っていった。こうした現象は、私自身が、東日本大震災の際の岩手県大槌町の避難所で目にしたことでもある。震災が一時的にせよひきこもりを解放したのに対して、コロナ禍ではそうした解放は訪れなかった。それは震災が日常を破壊したのに対して、コロナ禍はあくまでも日常の延長として進行したためでもあるだろう。その意味では、私は多くの当事者が、このコロナ禍について複雑な思いを抱いていると考える。

感染の不安はあるから、早く終わってほしいという思いがある一方で、「コロナ禍がもう少し続いてほしい」と願う当事者がいても不思議ではない。なぜそう考えるのか。私自身にもひきこもり的な素質があるので、その立場から考えてみると、社会から活気が失われ、経済が回らず、活動的だった人々が元気を無くしている状況は、当事者にとって必ずしも苦痛ばかりではないと考えられる。自分以外のすべての人が、学校や仕事に活き活きと取り組んでいるという想定が、今まで彼らを苦しめてきた。この事実をふまえるなら、誰もが少しずつ元気を無くしている現状に、彼らがなんらかの安らぎを覚えていたとしても不思議ではないし、そのことをもって彼らを責めることはできない。こうした両価的な感覚を、私は仮に「コロナ・アンビバレンス」と呼んでいる。この点については前章で述べた。

もちろん以上は私の空想に過ぎず、当事者からは甚だ心外、と指摘されてしまうかもしれない。しかしコロナ・アンビバレンスは、私の日々感じている実感とそれほどかけはなれたものではない、ということも付け加えておきたい。

ひきこもり増加の懸念

私が臨床場面で直接観察し得た事実については以上である。臨床とは別に私が抱いているのは、コロナ禍でひきこもり人口の増加に拍車がかかるのではないか、という懸念である。自粛によって要請されたはずのひきこもりが、いずれ「本物のひきこもり」に変わる、という意味ではない。コロナ禍では多くの子どもが不登校となり、多くの人が職を失った。不登校と退職は、ひきこもりの二大契機と言っても過言ではない。ここでデータを見てみよう。

日本教職員組合が8月末から9月中旬、全国の小中高校や特別支援学校計1152校から回答を得た調査では、22・7パーセントが不登校や保健室登校などの子どもが「増えた」と回答した。[*2] 自由記述では「生活リズムが乱れているのか、遅刻も増えている」「体調不良を訴える子どもが増えた」との声が寄せられた。

不登校については、もちろんコロナのみが問題なのではない。図1に示す通り、不登校人口は急増傾向にある。特に最近の7年間は、一貫して増加傾向が続いている。

文部科学省が公表した問題行動・不登校調査によると、2019年度に不登校が理由で小中学校を30日以上欠席した児童生徒は18万1272人で、過去最多を更新した。[*3] 内訳は、小学校が5万3350人、中学校が12万7922人。学年が上がるごとに人数が増え、中3は

4万8271人だった。全体の児童生徒に占める割合は、小学校で0・8パーセント、中学校で3・9パーセントであった。最近の3年間は、毎年約2万人ずつの増加が続いており、あきらかに異常事態である。2020年度はコロナ禍の影響もあって、20万人を越える可能性もある。

不登校について補足しておくと、コロナ禍の自粛生活は、必ずしもマイナス要因ばかりではなかった。休校やリモート授業は、一部の子どもたちにとっては大きな救済策でもあり、特に不登校の生徒にとってはプラス面もあった。私が診療している範囲でも、対人恐怖的な葛藤ゆえに登校できずにいた学生が、自粛期間中に元気を回復して、対面授業再開後に授業に参加できるようになったケースが複数ある。すべての子ども

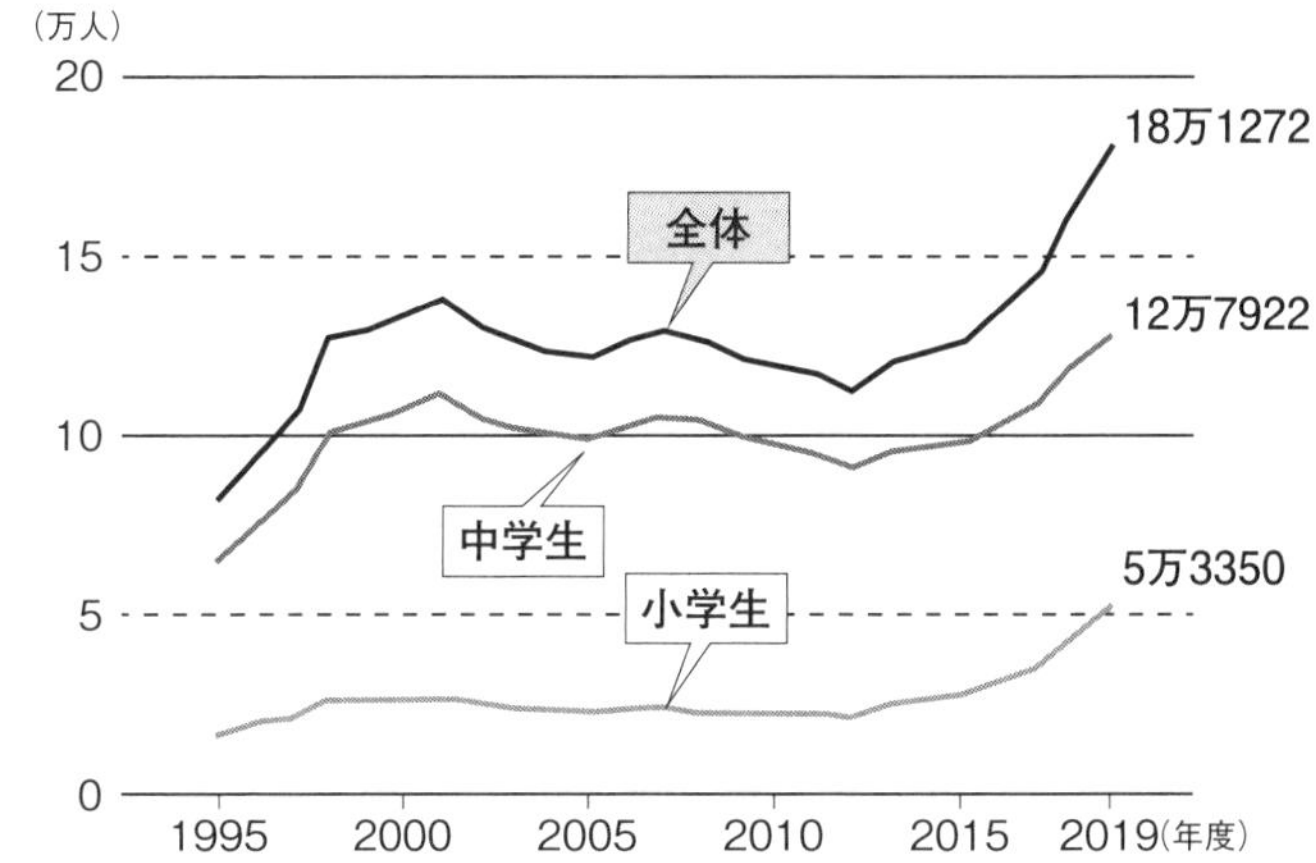

図1　不登校の小中学生数の推移
東京新聞2020年10月23日付朝刊より引用*2

が登校再開を待ち望んでいるわけではないし、いじめやハラスメントをうけずに自宅で過ごしながら、自分のペースで勉強を進めるほうが元気になれるという子どもも少なくない。そうした子にとってリモート授業がきわめて有意義であったことは忘れずにおきたい。

ここで、ひきこもりに至るきっかけ、とりわけ不登校と就労状況について簡単に確認しておこう。

内閣府が2016年に報告した「若者の意識に関する調査」では、15歳から39歳までのひきこもり人口が54万1000人であり、ひきこもるきっかけとしては「不登校」「職場になじめなかった」が最多でそれぞれ18・4パーセントだったとしている。[*4] また、同じく内閣府が2019年に報告した「生活状況に関する調査」では、40歳から64歳までのひきこもり人口が61万3000人であり、ひきこもるきっかけとしては「退職したこと」が36・2パーセントで最多、これに「人間関係がうまくいかなかったこと」21・3パーセント、「病気」21・3パーセント、「職場になじめなかったこと」19・1パーセントが続く。[*5]

若いひきこもりではきっかけとして「不登校」が20パーセント近くあり、高齢のひきこもりでは「退職」「職場になじめない」といった理由が多い。つまり、不登校人口が増えたり退職者が増えたりすれば、それだけひきこもり人口も増えることが予測されるのである。

失業率に関して言えば、コロナ禍で雇用情勢は緩やかに悪化している。8月の完全失業率は3・0パーセントに上昇し（図2）、完全失業者は200万人を超え、勤め先都合の離職が増えたという。8月は有効求人倍率も1・04倍と、こちらも低水準が続いている。[*6]
もっとも、こうした状況は日本に限った話ではない。
フランスのひきこもり支援に取り組んできた古橋らは、グラスゴー大学との共同研究で、英国で行われたロックダウンがひきこもりの増加をもたらした可能性について指摘している。[*7] ロックダウンで「ひきこもり」に至った人が、ロックダウン解除後も社会復帰できず、ここに幼少期の劣悪な養育環境など個人のリスク要因が重なることで、ひきこもりに至るリスクが高くなっているとしている。また、COVID-19の経済的・社会的影響下での〝ひきこもり〟予備群の存在にも注目する必要性も示唆している。
コロナ禍で起きた不登校の増加と失業率の悪化は、上述の通りいずれもひきこもりに直結し

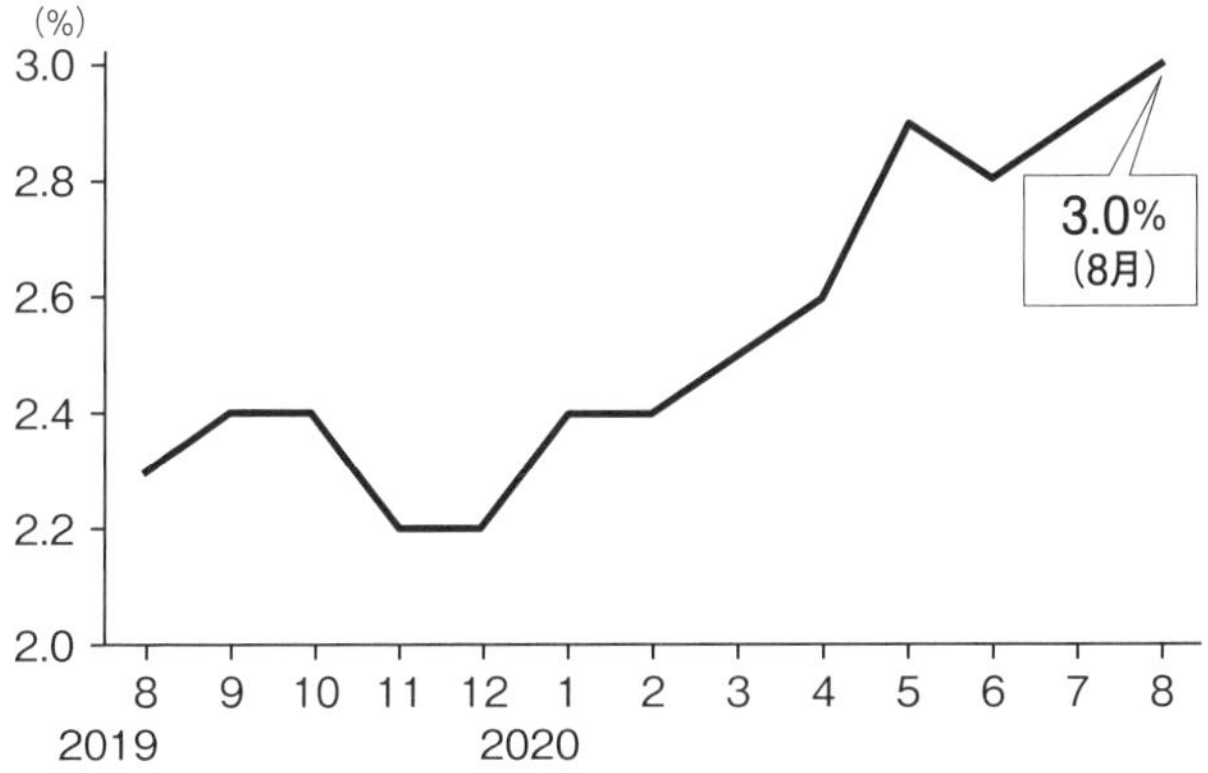

図2　完全失業率　日本経済新聞Web版2020年10月2日より引用[*6]

うる状態であるだけに、それがひきこもり人口の増加につながる可能性がある。ひきこもりそのものの当否は措くとしても、不登校や失業の負の側面がこじれ長期化することを防ぐ上では、教育や福祉の現場の支援活動がきわめて重要であることは言うまでもない。

虐待の増加

一方、コロナ禍と子どものメンタルヘルスに関連して深刻なのは、児童虐待の増加である。厚生労働省の発表によれば、2019年度に全国の児童相談所が対応した児童虐待の相談件数が前年度比21・2パーセント増の19万3780件（速報値）に上っていた。[*8] 1990年度の統計開始以来29年連続で最多を更新し、前年度からの増加数も3万3942件で過去最多となっている。さらに問題なのは、休校や外出自粛の影響で、例年よりも虐待事例が周囲から見えにくくなり潜在化している怖れがあることである。

これに加えて、DVの相談件数も急増している。全国の配偶者暴力相談支援センターと、政府が24時間メールや電話で受け付ける緊急相談窓口「DV相談＋（プラス）」を合わせた相談件数が、2020年5～6月でそれぞれ約1万7500件と、前年同月比でそれぞれ約1・6倍に増えていた。[*9] 7～8月も前年同月と比べて1・4倍の1万6000件程度で推移していた。

両親間の面前DVは児童にとっては虐待に等しい悪影響があることが知られている。コロナ禍で家庭で過ごす時間が増えた児童のメンタルヘルスにとって、虐待やDVの増加が深刻な影響をもたらすであろうことは想像に難くない。

虐待やDVが急増した要因としては、「密着した家族関係」と「家族や個人の孤立化」が考えられる。外出の自粛やリモートワークの推奨により、家族全員が四六時中同一の空間で過ごす時間が増えると、関係性も「密」になりがちである。もちろんそれがプラスに作用して家族関係がより良好になる場合も多いが、逆にこじれる場合もある。阪神淡路大震災に際して中井久夫が指摘したように、非常時にあっては家族関係はハサミ状に両極化するのである[*10]。

とりわけ家族間が平等ではなく、ヒエラルキーがあるような場合は、こうした悪化が起こりやすいのではないだろうか。父親が優位な家庭では、一日中在宅で仕事をする父親に家族全員が気を遣う。父親がリビングで仕事をしている間は中には入れずくつろぐこともできないという話も聞いた。もちろん家事の負担などはしないから、母親にとっては在宅する父親と子どものケアの負担が増え、1人で息抜きをする時間も持ちにくい。互いにイライラを抱えた生活が続き、些細なことで不満が爆発してDVや虐待につながる。

それでなくとも長期のひきこもり生活は、「コロナうつ」という言葉があるように多大なストレスをもたらし、また多かれ少なかれ心理的な「退行」（幼稚化）が起こりやすくなる。

こうした状況下では、しばしば投影（自分自身への苛立ちを他者に投影して、他者から攻撃されていると錯覚すること）や分裂（ものごとを善か悪か、敵か味方かという両極端で判断する傾向）が生じやすくなり、それがまたいさかいの火種になりやすい。

虐待やDVはすでに社会問題化しているが、それぞれの窓口機能の強化は当然としても、社会のメンタルヘルス全般の向上という視点からの対策も必要ではないだろうか。

ひきこもりによって関係性が「密」になりやすい家庭環境は、しばしば暴力の温床になる。その意味でも私はかねてから「家庭にこそsocial distanceを」と提唱してきた。そのためには、家族の成員それぞれが安心して1人で過ごすための時間や場所を確保することがきわめて重要である。また、コミュニケーションのあり方についても、態度や行動と言った非言語的メッセージを排して、対話中心のやりとりを増やすことが望ましいと考えている。

自殺の増加

正式な診断名ではないものの「コロナうつ」という言葉が広がっている。「『どう対処すればよいのかよく分からない』感染症による、行動制限、心理的負担のために、生活上、過度な影響がみられる状況」を指すという。過度な影響としては「マスクをしていないと不安になる」「一切外出しなくなった」などがあげられる由。[*11]

個人的にはこうした特徴的な症状を訴える患者が増えたという印象はないが、もう少し漠然とした抑うつ気分、意欲や自発性の低下、何も楽しめない気分といった訴えは決して少なくない。あくまでも印象論ではあるが、コロナ禍が「うつ」に傾く傾向につながっていることは間違いないように思われる。

それを象徴するような出来事が、最近の自殺の急増だ。こちらには統計的な根拠がある。

警察庁の発表によれば、2020年9月の自殺者は1805人で、昨年の同時期より143人（8・6パーセント）増えている。2020年7月以降、3カ月連続で、昨年よりも自殺者が増えているという状況がある。[*12] ここで注目されるのは、女性の自殺の増加ぶりである。男性が去年よりも0・4パーセント増えて1166人、女性が27・5パーセント増えて639人となっている。単純に男女を比べれば男性の自殺者数のほうが多いが、増加率は女性のほうがあきらかに高い。

厚労省の統計では、8月の男性の自殺者数が前年同月に比べ10パーセント増だったのに対し、女性は45パーセントも増えていた[*13]（図3）。特に20歳未満の女性は前年同月の3・6倍で、30代、40代も1・5倍以上に増えていた。9月も女性の自殺者数は640人と、前年より33パーセント増えていたという。

周知の通り、自殺の背景にはうつ病などの精神疾患があるわけだが、「コロナうつ」の影響だとしても、女性の増加率だけが圧倒的に高くなるのは不可解である。女性のほうが、「コロナうつ」に陥りやすいという統計があればまだしも、そうしたデータは見当たらない。

ここでもうひとつ注目しておきたいのは、現在、自殺リスクの高さが懸念される集団としての「芸能人」の自殺である。

2020年5月以降、木村花さん、三浦春馬さん、芦名星さん、藤木孝さん、そして竹内結子さんといった著名な芸能人が、次々と自殺ないし自殺と考えられる状況で亡くなっている。私が調べ得た範囲では、これほど多くの芸能人が自殺した年は過去に前例がない。ネット上での批判を苦にしたと推定される事例もあるが、亡くなる直前の状況を見ても、自殺の理由や動機がはっきりしない事例のほうが多かった。芸能人の自殺報道は、しばしばその後に群発自

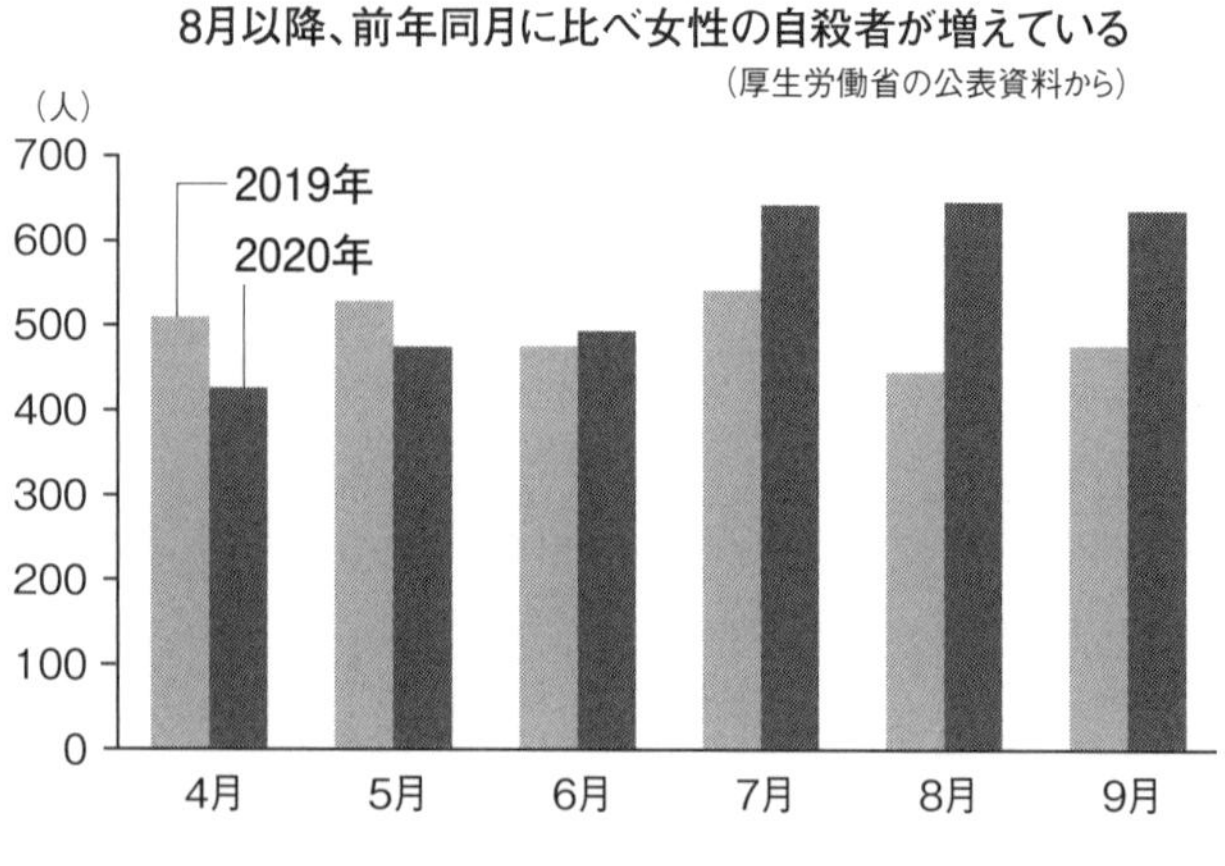

図3　2019年、2020年での女性の自殺者数比較
朝日新聞Web版2020年10月26日より引用＊13

殺が続く。前章でも述べた通り、日本のマスメディアはWHOの「自殺報道のガイドライン」を遵守しておらず、群発自殺を招くリスクは依然として高い。私が診ている患者では、とりわけ女性の患者のほうに自殺報道の影響が大きかった印象がある。

「女性」と「芸能人」という二つの集団が、自殺のハイリスク群であるという印象が正しいとして、その原因は何だろうか。

「芸能人」については、次のような興味深いデータも報道されている。

日本俳優連合が俳優や声優などを対象に行ったアンケート調査で、およそ3割が希死念慮を抱いたことがあると回答していたのだ。[*14] 具体的には、「仕事が原因で死にたいと思ったことがあるか」という質問に対して、回答があった166人のうち、およそ3割に当たる48人が「ある」と回答していたという。仕事上の不安としては、労働時間やハラスメントなどが挙げられていた。

ここで挙げられている「労働時間やハラスメント」といった原因は、必ずしもコロナ禍に起因するものとばかりも言い切れない。おそらくはコロナ以前から、芸能人の不安の主因であったと推測される。つまり「労働時間やハラスメント」は、自殺のリスクを潜在的に高める要因として重要なことは間違いないが、ここにコロナ禍特有の新しい要素が加わっていると推定されるのである。

ここで、女性の自殺に話を戻そう。男性と女性の自殺率が異なる理由については「第3波の襲来とワクチンへの期待」でも詳しく述べたので繰り返さない。ひとことで言えば、男性よりも女性のほうが援助希求に対する敷居が低く、援助希求の機会も多いために自殺にまで追いつめられずに済むのではないか、という推測である。この点を踏まえて考えるなら、コロナ禍の中で、女性の自殺率が急増した理由がはっきり見えてくるように思う。

まず、コロナによる直接のストレスは、女性のほうが男性よりもかなり高かった。しばしば耳にしたのは「日中は仕事に行っているはずの夫が一日中家にいて、その世話をするのがストレス」といった声だ。在宅のストレスについては男性の声はそれほど多くなかったため、コロナ禍のひきこもり生活は、女性のほうに過重な負担がかかった可能性がある。

コロナ禍における経済的なダメージも、女性雇用者、とりわけ非正規雇用者に大きく影響したと推定されている。２０２０年の雇用者数を対前年同月比で見た場合、1〜3月は増加したが4月以降は減少が続いた。女性正規雇用者は増加したが、女性非正規雇用者はさらに大幅に減少した。女性の正規雇用者は339万人増加したが、女性の非正規雇用者は594万人減少している。この減少は新型コロナの影響による雇用状況の悪化で、女性非正規雇用者が雇用調整に使われた、つまり「雇い止め」にあったことを示すと推定されている。言うまでもなくこうした経済的な困窮は自殺の増加に直結するだろう。[*15]

もう1点、女性にとって問題だったのは、コロナ以前にはとれていたストレス対処行動としての援助希求が著しく困難になった点だろう。3密回避や外出の自粛によって、対面でグチをこぼしたり相談したりする機会が激減したのである。先にも述べた通り、援助希求行動への抵抗の少なさが、女性の自殺率を男性のそれよりも低く抑えていた理由のひとつであると筆者は考えている。そうしたストレスのはけ口を失い、孤立感を深めた結果、自殺念慮が急速に高まった、とは考えられないだろうか。

おそらくこうした点は、芸能人の自殺の急増にも該当するように思われる。さきほど述べたように、芸能人も多くのストレスにさらされてきた。コロナ禍では仕事が激減し、ほぼ失職状態になった人もいたと聞いている。また、幸運にも仕事に恵まれたとしても、ファンと直接接する機会がほとんどないため、人々の評価はネット上で見るしかない。掲示板やSNS上での評判には、しばしば毀誉褒貶が入り混じり、評価がわからなくなる上に、悪評や中傷ばかりが印象に残ってしまう。無視すればよいと言うのは簡単だが、一度気になるとどうしても見てしまうものだ。さらにやっかいなのは、ひとたび自己評価が下がったり、自己嫌悪に陥ってしまうと、その感情は外界に投影されやすい、ということである。ひきこもりの被害関係念慮などはこれが原因である。その結果、自分自身に対する苛立ちや不安が、外界（ここではネット空間）からの批判や攻撃として受けとめられてしまうこともある。つまり、孤立化、援助希求行動の困難化、被害感の増幅しやすさという要因が「先の見通しが立たない不安」を増幅するのである。加えて著名人は感染リスクに曝されやすい上、万が一感染しようものなら、公衆の面前で謝罪させられるという心理的ストレスもある。わずかに兆した希死念慮が、こうした要因の積み重ねによって自殺念慮まで増幅させられることは十分にあり得るだろう。

それでは、どのような対策があり得るだろうか。

なによりもまず、不安や援助希求を共有し、対話可能な複数の場所を早急に作ることが重要であるように思われる。現時点では少しずつではあるが、マスク装用で3密を回避すれば対面で対話可能な機会も増えはじめている。女性や芸能人に限らず、そうした機会を意識的に増やすことには、予防的な効果が期待できるだろう。また、常に対面である必要はなく、時折対面を差し挟みながらリモートで関係を維持することも十分に可能であるし、有効でもあるだろう。現在筆者らは、臨床現場にもリモートでの対話実践を導入して一定の成果を挙げている。対面とリモートをハイブリッド的に混在させた対話場面を増やすことは、医療現場に限らず、誰にでも容易に実現可能なことである。各分野での検討を期待したい。

支援現場の問題

コロナ禍は、現にひきこもっている当事者以上に、ひきこもりから回復しつつある当事者に大きく影響した。ひきこもり支援においては、当事者が集まれるデイケア、居場所、自助グループ、就労移行支援事業所などがきわめて重要な意味を持っている。就労などの本格的な社会参加に至る前段階で、仲間とつながり親密な関係を経験することは、エンパワメントの機会としても貴重である。

しかし、コロナ禍において、そうした場所の多くが閉鎖され、当事者は家以外の居場所を失うことになった。当事者は再び孤立し、社会参加の意欲はあってもひきこもり生活を余儀なくさせられたのである。幸い、多くのデイケアはコロナ禍でも人数を制限するなどして活動を早くから再開しており、自助グループにも復活の兆しが見られている。

こうした問題はＡＡ（アルコホーリクス・アノニマス）や断酒会など依存症者向けの自助グループなどでも問題となった。松本俊彦によれば、依存症者のグループにおいては、自助グループや回復施設の通所プログラム等が相次いで中止となる中で、つながりを失い孤立した薬物依存症者が薬物再使用となるリスクが高まったという。[*16] 当事者たちの孤立を防ごうと、依存症の回復者たちがオンラインで集まる企画を立ち上げ、Ｚｏｏｍを用いて交流を図る試みもあった。[*17] 松本もオンラインミーティングが感染リスクを最小としながら心理的距離を詰めることができるという強みを指摘している。オンラインには、地方在住の依存症者でも、時間も費用もかけずに容易にアクセスできること、リアルのミーティングに参加するよりも心理的抵抗感が少なく、新規参入の間口を広げられること、子育て中の女性などミーティングに来られない事情を抱えた人でも気軽に利用できること、などのメリットがある。反面、通信環境の不備でアクセスできない場合があること、同居する家族が聞いている状況では自由に発言しにくい場合があること、リアルなミーティングと比べて親睦を深めるための交流が難しいこと、などのデメリットもあるという。

私は約30年前からひきこもりの家族会を毎月開催しているが、この家族会も現在は対面で実施することが困難になっている。このため現在はＺｏｏｍを使用して講演し、質疑応答に答え、対話のワークショップを実施しているが、家族のみならず、参加している当事者にも好評である。地方在住で参加が困難だった家族も自宅から参加できるなど、リモートならではのメリットも少なくない。講演はともかくワークショップについてはやはり対面の完全な代替にはなりえないと実感しているが、コロナ禍以降も対面＋リモートのハイブリッド形式での実施を継続できないか検討中である。

リモート診療のあり方については、次節で詳しく検討したい。

＊1　もとのブログ記事は消されているが同趣旨の文章が下記にある。https://technique.hateblo.jp/entry/2019/04/17/000000

＊2　２０２０年10月23日付　東京新聞朝刊「コロナで増えた不登校　大きく変わった学校の風景、表面化した不安『行かない』選択をする子どもたち」

＊3　２０２０年10月22日付　時事ドットコムニュース「小中不登校18万人　過去最多、7年連続増―文科省・問題行動調査」

＊4　内閣府　２０１６　若者の意識に関する調査（ひきこもりに関する実態調査）https://www8.cao.go.jp/youth/kenkyu/hikikomori/pdf_gaiyo_index.html（２０２１年１月12日）

＊5　内閣府　２０１９　生活状況に関する調査（平成30年度）https://www8.cao.go.jp/youth/kenkyu/life/h30/pdf-index.html.（２０２１年１月12日）

＊6　２０２０年10月２日　日本経済新聞Ｗｅｂ版

＊7　Maki Rooksby, Tadaaki Furuhashi , Hamish J. McLeod:Hikikomori: a hidden mental health need following the COVID - 19 pandemic. World Psychiatry, 19（3）,pp399-400,2020

＊8　２０２０年11月18日付　毎日新聞Web版「新型コロナで虐待『潜在化』の恐れも　児相は体制強化急ぐ　相談件数最多」

＊9　２０２０年10月９日付　東京新聞Ｗｅｂ版「コロナでＤＶ相談件数が１・６倍に増加　＃８００８（晴れれば）に電話相談を」

＊10　中井久夫：１９９５年１月・神戸――「阪神大震災」下の精神科医たち、みすず書房、１９９５

＊11　秋山剛：医師に聞く！『コロナうつ』にまつわる６つの疑問.Midtown Clinic,2020.8.25　https://www.mtc-nihonbashi.jp/column/health/995/

＊12　２０２０年10月13日付　日本経済新聞Ｗｅｂ版「９月の自殺者前年比８％増　『体制整備を』厚労相」

＊13　２０２０年10月26日付　朝日新聞Ｗｅｂ版「コロナうつの先に……若い女性の自殺『不安が止まらない』」

＊14　２０２０年10月31日付　NHK NEWSWEB「『仕事が原因で死にたい』俳優らの約３割が『ある』と回答」https://www3.nhk.or.jp/news/html/20201031/k10012689631000.html

＊15　鷲尾香一：急増する女性自殺者：データが物語る「非正規雇用の雇い止め」との残酷な関係、Foresight　２０２１年３月16日　https://www.fsight.jp/articles/-/47806

＊16　松本俊彦：コロナ禍における薬物依存症支援――「三密」と「不要・不急」の治療的意義（井原

裕ほか編）、コロナ禍の臨床を問う、日本評論社、２０２１

＊17　２０２０年４月20日付　ハフポスト日本版「依存症の回復者たちがオンライン部屋をスタート『自粛でも独りにさせない』」

リモート診療の実態とリモート対話実践プログラム（RDP）

リモート診療のメリット・デメリット

コロナ禍を機に、私たちの日常に「新しい生活様式」が導入された。その最たるものの1つが「リモート」であろう。3密回避とソーシャル・ディスタンスの掛け声の下で、多くの領域で「対面」が自粛されリモート化が進んだのである。

当然のことながら、臨床現場にも甚大な影響がもたらされた。診察室には感染予防の衝立やビニールカーテンが常備され、医師も患者もマスクをしたまま診療をする風景が当たり前となった。病院に来られない患者のために電話再診による薬物の処方が認められ、私たちの臨床現場ではＺｏｏｍを用いたリモート診療が大幅に導入された。

このような事態になっても、私のような旧世代の精神科医は、どこかで「リモート診察などありえない」と感じてしまう。そもそも診察とは、患者がドアを開けて入室し、まなざしが交錯し、椅子に腰掛けるまでの一連の動作、顔色や表情の変化、息づかい、声の調子、そうした印象を総合するところから始まるものなのだ。これらの要素が一切伝わらないリモート診察など、およそ実用性に欠ける代物ではないのか。

しかし、そうした旧弊な感慨を尻目に、今後はわが国でも遠隔医療の導入にいっそう拍車がかかることだろう。たとえばアメリカでは、早くから精神科でも遠隔医療が導入されている。図1に示す通り、American Medical Association の調査によると、精神科医は放射線科医や病理医に並んで、遠隔医療を頻用する科となっている。[*1] ここにはアメリカ独自の理由もあって、僻地地域開発の一環として遠隔医療の普及が推奨されたこと、多くの保険会社が遠隔医療に、

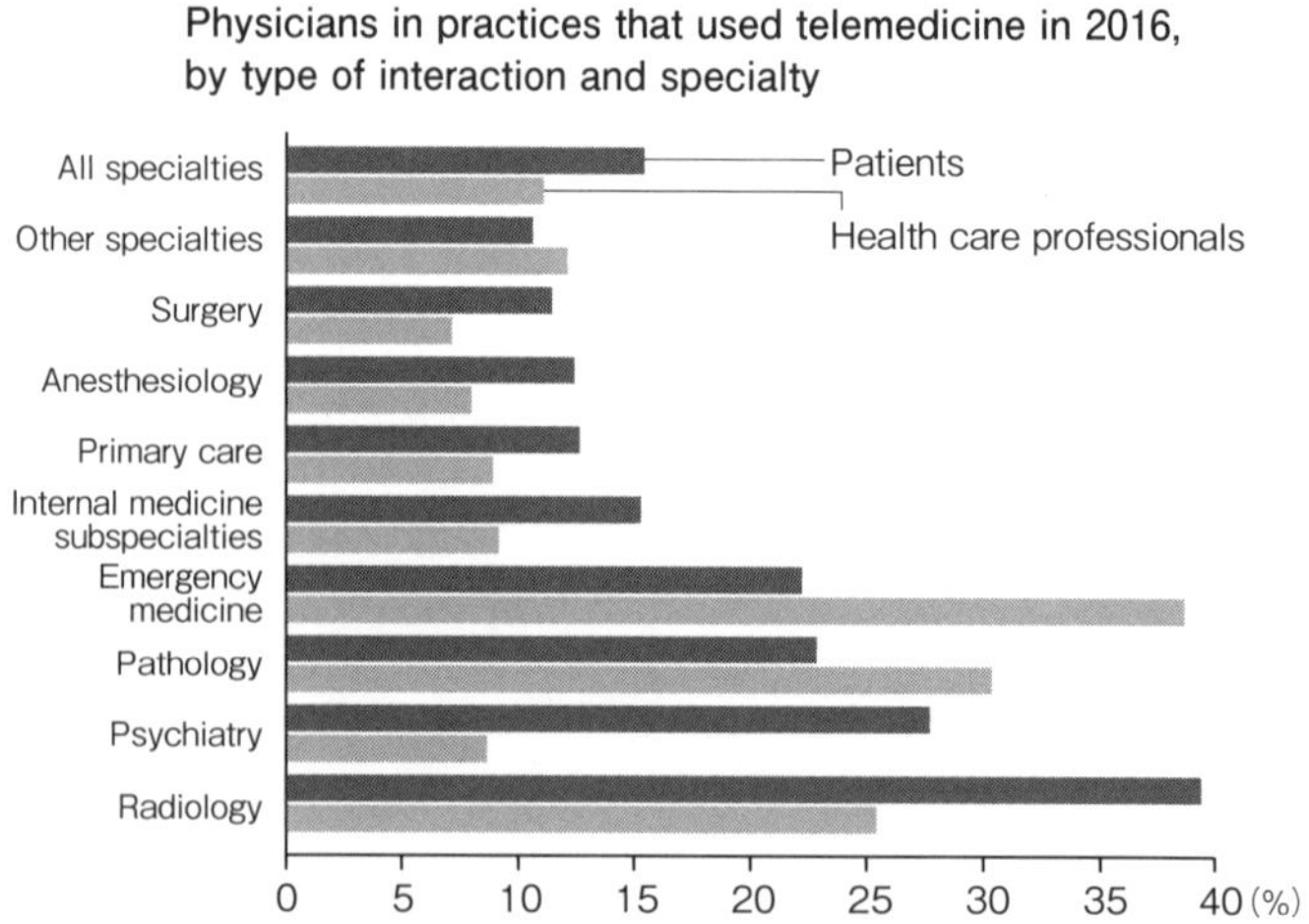

図 1 Carol K Kane, Kurt Gillis: The Use Of Telemedicine By Physicians: Still The Exception Rather Than The Rule. Health Aff (Millwood), 37(12),pp1923-1930,2018. *1

対面医療と同等の請求を認めていること、などが挙げられるであろう。

遠隔医療に詳しい慶應大学の岸本泰士郎氏によれば、[*2] アメリカやカナダでなされた調査研究では、遠隔医療と対面医療を比較した結果、診断や治療の効果においてほぼ差はなかったとのことである。確かに、ＤＳＭ－５やＩＣＤ－11などの操作的診断基準を重視する立場であれば、言語化され記述可能な症状や状態が揃ったら精神疾患の診断は成立するはずなので、触診や身体的な検査の比重が比較的小さい精神科診療は、むしろ遠隔医療向きの分野となるのは当然とも言える。

それでは、コロナ禍で遠隔診療を取り入れざるを得なくなった現場の状況はどうだろうか。多くの診療科で外来患者が激減したことは報じられている通りである。興味深いのは診療科によって減少の程度が異なることだ。小児科を筆頭に、多くの身体科では激減と言って良い減少傾向を示している。一方で、精神科はもっとも減少の度合いが小さい科であった。[*3] 自粛期間中は電話再診での処方も認められていたわけなので、これはむしろ患者のほうが医師と対面することに価値を見出していた、と好意的に解釈することもできるだろう。そこにはむしろ、患者から医師への気遣い、配慮といった側面もあったかもしれない。

言うまでもないが、電話再診は面接の代替にはなりにくい。顔も見えず音質も悪く、伝達可能な情報量が少なすぎる。近況を尋ねて同内容の処方を出すだけならなんとか対応可能だが、それ以上の繊細な対応は、電話ではきわめて困難ではないか、というのがいつわらざる感想である。電話に比べればＺｏｏｍやTeamsを用いた問診は、顔も見えるし音質もかなり良いので、その意味では実用性が高いように思われる。おそらく今後の遠隔医療の現場では、電話よりもこうしたオンライン会議アプリが主要な手段となるであろう。

以上、あくまでも代替策としてのリモート診療について述べてきたが、リモートにも積極的な効用がないわけではない。私はひきこもりを専門とする精神科医だが、ひきこもり当事者の多くがなかなか受診に至らず、家族のみの相談を続けざるを得ないことが大きな問題だった。しかしリモート診療を導入して、はじめて当事者と画面越しに会える機会が増えてきた。リモートならば自宅に居ながらにして参加できるという点は、診療へのハードルをかなり下げてくれるようだ。もちろん家族も同じ画面に参加で

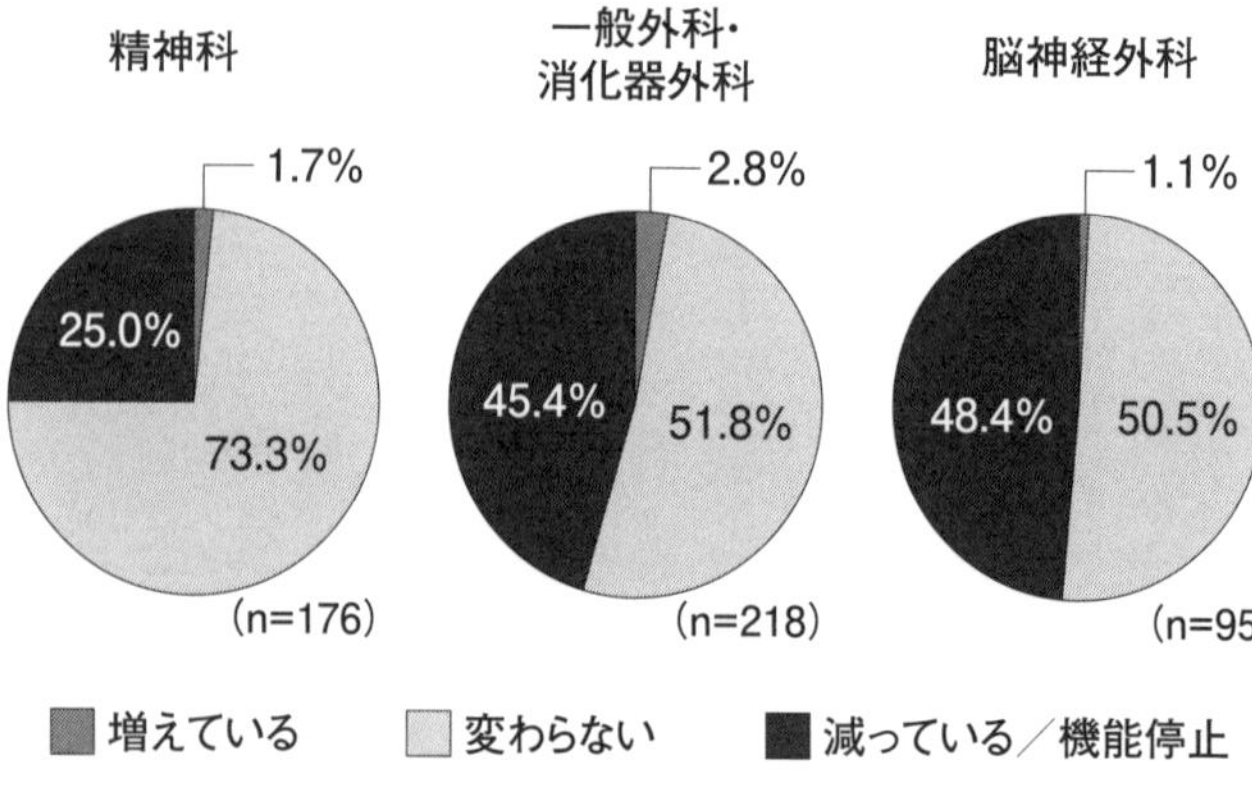

図2　新型コロナウイルス感染症の外来患者数への影響
日経メディカルOnline 2020年3月27日付 江本哲朗の調査より引用*3

きるし、治療チームで対応する場合なども、遠方の治療者などとチームを組むことが容易になる。距離という物理的な制約がなくなることで、新たな診療スタイルの可能性が見えてきたのである。

対話実践への応用

ご存じの方もおられるかもしれないが、私は現在、オープンダイアローグと呼ばれるケアの手法・システムの実践と啓発活動に取り組んでいる[*4][*5]。
オープンダイアローグ（以下OD）とは、フィンランドの西ラップランド地方で1980年代から導入され、さまざまな精神障害の治療において目覚ましい成果を挙げてきた、対話によるケアの手法であり、サービス供給システムの名称である。私はODのトレーニングコースを受講し、現在は事例を限定してODミーティングを続けている。ちなみにODは「対話のみで統合失調症が改善する」手法として知られており、この点をいまだに懐疑する向きもあるようだが、これは臨床的事実であり、私もすでに複数の改善事例を経験、報告している[*6]。

オープンダイアローグについてもご多分に漏れず、コロナ禍で一時はミーティングが全面的に中止となった。1つの部屋に治療チームと患者やその家族が集うわけで、容易に3密になりやすいのだから当然の判断ではある。その際、一部の患者についてはＺｏｏｍ対応を行った。診察室から、自宅にいる患者とオンラインで対話を試みたのである。

ＯＤの理論的主導者であるヤーコ・セイックラによれば、対話実践はリモートでは難しいとされていた。スーパーバイズまでは可能でも、日常臨床を全面的にリモートに置き換えることには無理があるという見解だった。以下、その理由について簡単に述べておく。

対話実践においては、常に「語られた言葉」に照準しつつも、「今ここ」での非言語的なやりとりにも常に注意を払うことになる。すなわち「身体的なジェスチャー、眼差し、そして声のイントネーションに注目します。これは多くの場合、（たとえば）涙や不安な表情といった、口述記録だけでは見えない要素を観察することが含まれます」[*5]。これは、そうした要素を評価し判定するためではなく、そうした要素に対してもしっかりと反応を返すために必要となるのである。また、患者への共感を示す際にも、治療チームメンバーの動作、表情といった要素が必要となる。こうした要素を含んだやりとりを活発にこなす上では、コンマ数秒の遅れすらも障壁になるだろう。

つまり、現状のＩＴ環境ではローテクすぎて、対話実践にはまったく不十分である、ということになる。以上の指摘は、さきほどのリモート診療の不可能性ともきわめて近い視点であることが容易に見て取れるであろう。

しかし今回のコロナ禍では、ＯＤ発祥の地であるフィンランド・トルニオ市のケロプダス病院においても、Ｚｏｏｍを導入せざるを得なくなったという。その結果わかったことは「リモートでもかなりのことができる」ということだったようだ。ちなみにケロプダス病院の看護師、ミア・クルッティ氏は、感染者が減って対面が解禁になって以降も、部分的にはＺｏｏｍを愛用しているとのことだった。後述する理由から、私はその気持ちが非常に良く理解できる。

先述の通り、私たちの臨床でも、一部の事例でオンライン会議ソフトのＺｏｏｍを援用した対話を試みる機会が増えた。やってみると、これが思いのほか「使える」ことがわかってきた。リモートでの対話実践を経験した患者の感想としても、「対話の経験は対面とほとんど変わらない、むしろ自宅でできるのがありがたい」といった反応が多く聞かれた。

リモート対話実践プログラム（ＲＤＰ）

この「自宅から対話に参加できる」という利点が最大限に活かされるのはひきこもりの臨床において、である。ひきこもり当事者の多くは治療への参加を拒むことが多いが、そこには「プライド」以外にも多くの理由がある。その要因の１つが「公共交通機関の利用をはじめとする、通院そのものの苦痛」である。また、いかに治療者とはいえ赤の他人であり、自分に説教をしたり傷つけたりするかもしれない他人に会うことへの抵抗感も少なくないであろう。リモートであればこうした障壁は軽減ないし解消できる。事実、リモートの導入によってはじめて会うことができた当事者も複数存在する。

これ以外にも、リモートでの対話実践にはさまざまなメリットがある。私は現在、複数の治療チームのメンバーとしてOD的な対話を実践しているが、そのうち1つのチームでは、メンバーの誰にも個人的には「面識」がない。彼らは私の自宅から100キロ以上も離れた都市にいて、同じく遠隔地に住む患者やその家族と、定期的に対話実践を試みている。同じことを対面でやろうと思ったら、移動だけでも確実に半日がかりの仕事になるであろうが、リモートならば自宅にいながら1時間程度パソコンに向き合うだけで済む。治療チーム、患者とその家族、双方にとっての負担軽減という点からもメリットは大きい。

考えてみれば、ODの長所は、それがいろいろな意味で「浅い」ところにあるのかもしれない。対話実践では、患者は話したくないことには沈黙を守る自由がある。また治療者は、患者の話や態度を「解釈」しない。あくまでも言葉にされたことだけを取り上げ、それを深掘りするのではなく、横に広げていく。私はODがまさしく「浅層心理学[*7]（リュムケ／中井久夫）」にとどまる点を高く評価している。個人精神療法の欠点のひとつが、「話が無駄に深まる」点にあると私は考えているが、その点からすれば対話実践はむしろ、不用意に話が深まらないための工夫が随所になされている。ODは統合失調症にもPTSDにも「有効」であるが、ときにPTSDのほうがリカバリーに時間がかかる点を考慮するなら、PTSDよりも統合失調症のほうが、病理が「浅い」可能性もある。

おそらくこうした「浅い問題」は、リモートにも載せやすいのかもしれない。その意味では「病気」ですらなく、浅い、すなわち健康度の高いひきこもり事例の対応においては、むしろリモートの積極活用が望まれるのかもしれない。

私は現在、東京都のひきこもり対策会議にかかわっているが、現在、コロナ禍で訪問支援が困難になっている。訪問ばかりではない。居場所、デイケア、自助グループ、就労支援などの現場も多くの困難を抱えている。しかし訪問に関して言えば、ＰＣやタブレット、スマホを活用して、支援者と当事者、家族がつながることが可能となる。訪問と同等の効果があるとまでは言わないが、少なくとも対話の可能性は広がるだろう。「家に人が来るのは嫌だが、画面に映る医者とは会ってもいい」という敷居の低さは確実にある。活用いかんによっては、こうした「リモート訪問」が、ひきこもりの支援の新しい形として定着していく可能性もある。これはスタッフの側にも言えることで、多忙や人手不足を理由に訪問支援がなかなか難しい場合であっても、リモートを活用することで、短時間で多くの家族を支援することが可能となる。

すでにひきこもり支援にピアスタッフがかかわる試みも一部で始まっているが、リモート支援の現場にもピアスタッフの協力が得られれば、大きな力となるだろう。自宅から参加できるとなれば、ピアスタッフの側にもメリットは大きい。

ひきこもりに限った話ではないが、私は現在、OD的な手法を用いたリモート対話実践プログラムの開発を構想中である。これまで述べてきたように、治療チームと患者、その家族が画面上で一堂に会し、対話やリフレクティングを行うという試みである。具体的には図3のような形になる。

こうしたリモート対話実践プログラムの有効性が確立できれば、遠隔地で通院困難な患者と家族のケアも容易になり、所属の異なった治療者どうしがチームを組むことも可能となる。そればかりではない。不登校の場合は担任教師、職場の問題ならば上司や人事担当者などのように、患者側の重要な関係者にも参加してもらいやすくなる。海外など遠隔地に住む患者の関係者がネットワークのメンバーとして参加したり、治療チームの専門外の問題を扱う場合には、その道の専門家を招くことも容易になるだろう。地域の制約なしにケアのネットワークを構築するこ

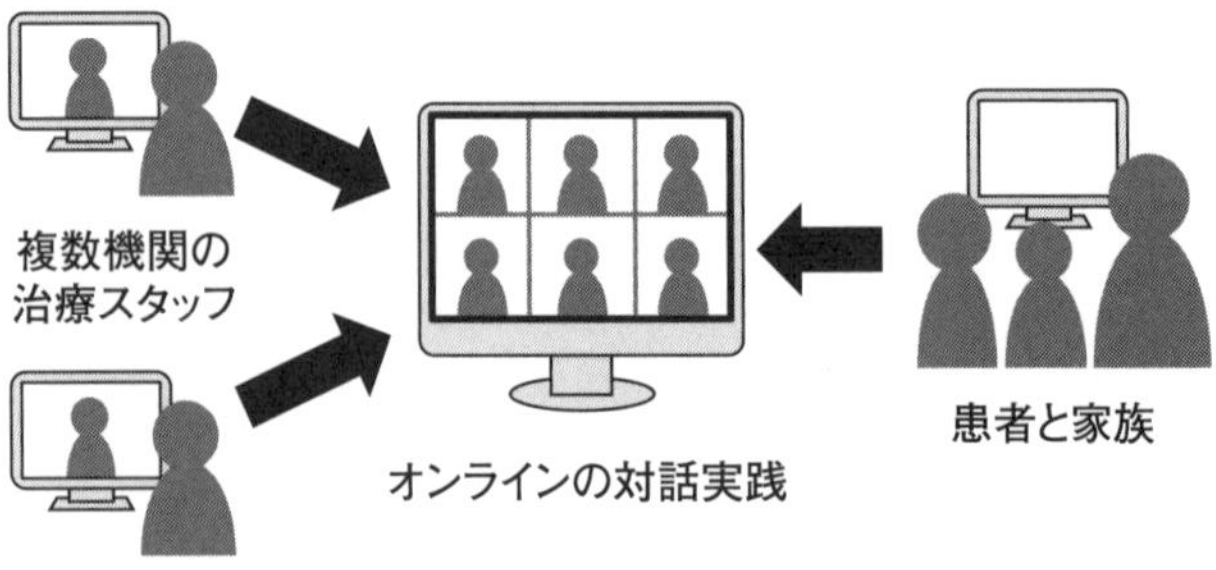

図3　リモート対話実践プログラム

とで、医療過疎地域にも高品質のケアを届ける可能性が拓かれる。最終的にはオンデマンド型のケア供給システムを構築することで精神医療を補完もしくは一部代替する可能性もあり、その社会的意義はきわめて大きいと考えられる。

自助グループ、家族会への応用

以上、診療への応用について述べてきた。最後に、まったく別の領域の可能性として、居場所や自助グループへの応用を検討してみたい。

コロナ禍でＡＡ（アルコホーリクス・アノニマス）などでの断酒会や、各種自助グループの活動が中断し、多くの当事者を困惑させた。依存症は孤立することで増悪する可能性があり、依存症当事者にとって自助グループは「命綱」とすら呼ばれている。２０２０年5月15日付京都新聞の記事によれば、「オンライン会合」による代替策が有効だったようだ。[*8]

同様のことは依存症に限った話ではない。ひきこもりの当事者グループも、対面で会合が持てないため活動が停滞していたと聞く。最近になってようやく対面での会合が再開されたようだが、ブランクの期間に活動から離脱してしまう当事者が少なくなかったであろうことは想像に難くない。

私は青少年健康センターで定期的に家族会を主催しているが、最近になってオンライン家族会の試みを始めた。対面とオンラインのハイブリッド形式である。家族と対話実践のワークを試みるという趣旨なので、現場では対面で小グループごとに対話をしてもらい、Zoom上でも「ブレイクアウトセッション」の機能を用いてグループ対話をしてもらった。結果、大きなトラブルもなく、かなりの好評を博している。家族会と銘打ってはいるが、本人の参加も歓迎している。リモートのセッションには当事者も参加してくれたため対話はかなり盛り上がったようだった。

依存症の場合は、家族会と自助グループは別々に開催されることが多いが、ひきこもりについてはむしろ同時開催が望ましい面がある。当事者は親に言いたいことを抱えており、親は本人に聞きたいことを抱えている。実の親子でないからこそ、冷静に対話ができるという場面も多い。このあたりのニーズをふまえて、将来的にはリモートでのロールプレイなども予定している。

Zoom会議の経験などから言いうることは、「ただ顔を見せて集まる」だけでは、リモート会議は対面での会議の劣化版にしかならず、リモートの良さを十分に活かせないということだ。リモートを対話実践の場と捉え、ブレイクアウトセッションやグループワーク、リフレクティングなどの工夫と組み合わせていけば、ときには対面以上の効果も期待できる。

余談ながらリモートでリフレクティングを行う際には、話すグループだけの顔を映し出し、聞くグループはマイクとカメラをミュートにすると対面以上にやりやすくなる。今後もリモートの実践を重ねながら、その有効性を最大限に引き出せるような対話スタイルの構築を試みていきたい。

もう1点、つけ加えるなら、リモートでの対話実践は、対面での対話場面にも思いがけないフィードバックをもたらしてくれた。Ｚｏｏｍの最大の欠点の1つは、自分が話している声が相手に聞こえているかどうか判断できない点にある（だからしばしば「聞こえてますか？」と確認しなければならない）。こうした経験を重ねた結果、私には対面場面で「自分の声がどう響いているか」にいっそう気を遣う習慣が生まれた。これなどは、リモートと対面での体験の差異からもたらされた新たな配慮、とみなすべきではないだろうか。

つまるところ、コロナ禍は期せずして、リモートでの対話実践の可能性を拓く機会となった。もちろんリモートですべてを代替できるはずもないが、部分的にはそれが十分に可能であること、リモートならではの可能性も少なくないこと、むしろ事例ごとのリモートの向き不向きという知見から、新しい臨床感覚がもたらされる可能性があること、などは確実に言える。今後、私たちの臨床は、対面とリモートのハイブリッドとなっていくだろう。その境界線をどこに定めるかについては、今後も検討を重ねていきたい。

＊1 Carol K Kane, Kurt Gillis: The Use Of Telemedicine By Physicians: Still The Exception Rather Than The Rule. Health Aff (Millwood), 37(12),pp1923-1930,2018.

＊2 岸本泰士郎、斎藤環ほか：社会的距離戦略下におけるオンライン診療を考える、日本社会精神医学会雑誌30巻1号、２０２１（掲載予定）

＊3 江本哲朗：緊急調査◎医師３６６８人に聞いた「新型コロナウイルス感染症の外来患者数への影響」53・４％が「患者減」、大打撃を受けた診療科は?」、２０２０年３月27日付日経メディカルOnline（https://medical.nikkeibp.co.jp/leaf/all/report/t344/202003/564922.html）

＊4 斎藤環：オープンダイアローグとは何か、医学書院、東京、２０１５

＊5 Seikkula,J , Arnkil,T.E. : Open Dialogues and Anticipations? Respecting Otherness in the Present Moment.National Institute for Health and Welfare,Tampere,2014.（斎藤環監訳：開かれた対話と未来、医学書院、東京、２０１９）

＊6 斎藤環、森川すいめい、西村秋生：オープンダイアローグ（開かれた対話）による統合失調症への治療的アプローチ、精神科治療学32、６８９～６９６頁、２０１７

＊7 中井久夫：血液型性格学を問われて性格というものを考える、中井久夫集10、みすず書房、２０１９

＊8 ２０２０年5月15日付京都新聞Ｗｅｂ版「依存症自助グループ　支え合いの危機　新型コロナ対策で集まれず　深まる孤立」

リモート教育は「暴力」からの解放である

はじめに

コロナ禍は政治、産業、医療、福祉などあらゆる領域に甚大な影響を及ぼしつつある。もちろん教育もその1つだ。小中高は休校に踏み切る決断も早かったが、第2波の渦中とされる現時点でも、ほぼすべての学校が登校を再開している。もっとも気の毒なのは大学生で、後期も対面授業は再開されずリモート授業が継続される大学が大半を占めるようだ。大学生は出身地も居住地も広範囲にわたり、活動も交流も中高生よりはずっと活発と想定されるのだからやむを得ないという事情はわかるが、自宅で膨大なオンデマンドやＺｏｏｍの動画を視聴し、山のようなレポートを孤独にこなし続けるストレスを考えると、せめて授業料の減免措置くらいはあっていいのでは、と大学教員としては考えてしまう。

ただし、悪いことばかりではない。休校やリモート授業は、一部の子どもにとっては大きな救済策でもあった。たとえば、不登校の子にとってはプラス面もあったことは良く知られている。私が診療している範囲でも、対人恐怖的な葛藤ゆえに登校できずにいた学生が、自粛期間中に元気を回復して、対面授業再開後は授業に参加できるようになったケースが複数ある。

登校再開を報ずるニュースでは、ひさびさに友達に再会した子どもたちが喜びはしゃぐ姿を強調するものが多かった。その反面、必ずしも再開を手放しで喜べない子どもたちも少なくなかったことは想像に難くない。不登校の子にとっては、このままずっとリモート授業が続いてほしいという思いもあったはずだ。学校側も再開を喜ぶマジョリティの子どものかげに、複雑な思いを抱えた多くの子どもたちの存在を見てほしかった。

学校という暴力空間

先生方には、この機会に、ぜひ考えてほしいことがある。

それは、一部の子どもにとって「学校」はきわめて暴力的な空間である、という事実について、である。「一部の子」などとぼかした言い方はすまい。なにより私自身にとって、学校空間は恐るべき暴力に満ちていた。小中高から大学に至るまで。

いじめの話かと思われただろうか？　それもある。しかし、それだけではない。なるほど、確かに私は部活で先輩にカツアゲされるなどの被害経験を持っている。しかし、いじめならまだ解決可能だ。現に私は、カツアゲの件をただちに顧問の教師にチクり、先輩方は厳重注意を受けた。私は誇り高い中学生だったので「こういうくだらない連中のために、高貴な私の時間を1分たりとも割くわけにはいかない」と考えていたのだ。もしも学校が動かなければ、警察に通報することも辞さない勢いだった。

そうした本物の野蛮さとは別に、学校空間は隠微な暴力の温床だった。他人の容姿をあげつらう、キャラをいじる、失敗を集団で嘲笑する、空気を読まない生徒をシカトする、本人が傷つくようなあだ名で呼ぶ、などなど。もちろん私の学生時代にも、それなりに楽しいこと、甘酸っぱいこと、わくわくすることがまるでなかったとは言わない。しかし、もう二度と思春期を繰り返したいとは思わない。絶対にごめんである。私は大人になれて本当に良かったと思っている。

大人世界の暴力は、教室のそれに比べればたかが知れている。なるほど、確かにブラックな職場やら上司のハラスメントといった問題はあるだろう。しかし大人は、暴力やハラスメントを受けない権利を主張できる。加害があれば訴え出ることができるし、嫌な職場をやめることだってできる。義務教育として課せられ逃げようのない無法地帯の教室に比べ、大人の世界にはルールがあるだけましなのだ。

私と同じような理由で、教室という空間を恐れる生徒が大勢いる。私が経験した暴力などなまやさしいレベルだ。暴力への恐怖は、それを抑え込むルールの不在によって増幅される。いじめ被害ひとつ取っても、訴えがまともに相手にされないこと、「いじめられる側の原因」を説教されること、あげくは加害者と被害者がなぜか互いに謝罪し合って、握手して解決、のような奇習が一部の学校では遺残しているとの報道もあった。生徒を守るべき学校側が、暴力を容認しているのだ。

教員からの暴力もある。「指導という名のハラスメント」だ。「指導」という、定義を持たず恣意的解釈に開かれたマジックワードが、数多の体罰、モラハラ、セクハラを隠蔽してきた事実がある。うちはそんな指導はしていない？　それは大変結構だが、たとえ一部であってもそういう教員が存在し、そうした教員が謝罪はおろか、なんら処分すら受けずに済むという現行の教育システムが問題なのだ。たとえば教師による生徒へのセクハラは、立場を利用した卑劣な性犯罪にほかならないが、しばしば隠蔽される。また犯罪が発覚して職場を離れても、現行法では3年後に職場復帰できるのだ。私はこうした環境を「無法地帯」と呼ぶが、同意していただけるだろうか？

あるいは近年目につく傾向として「指導死」が挙げられる。教員によるいきすぎた「指導」で生徒が自殺を試みる事件が起きている。ほぼハラスメント同然の言動までも包摂する「指導」という語の利便性には感嘆を禁じえないが、もちろんこれも暴力である。

いじめ加害者やハラスメント加害者は、大人の社会であれば処罰や処分の対象となり得る。

しかし学校空間に限って言えば、そうなる可能性はきわめて低い。理由は簡単で、処罰や処分のためのルールが存在しないからだ。服装や髪型に関する煩雑かつ些末な校則が残遺するさまは非行華やかりし昭和文化の名残を思わせるが、もちろんこれも暴力である。いったい日本以外のどこの国が、「地毛証明書」の提出などという暴力を生徒に強いているだろうか。

リモート導入はなぜ遅れるか

お気づきだろうか。これまで私があげつらってきた「暴力」は、リモートではほぼ回避できるのだ。だからこそ一部の生徒は、リモートで息を吹き返すのである。暴力から解放されたのだから当然である。リモートの恩恵を受けられる生徒がいるのなら、なぜ登校再開後も、そうしたサービスを維持できないのだろうか？「真面目に登校している生徒が不公平感を覚える」という理由ならば語るに落ちている。その言は「登校は苦役」と認めたも同然ではないか。

実際には、多くの学校空間でリモート授業の導入はうまくいかなかったという。たとえば、一部の学校で先進的なリモート教育を取り入れても、他の学校の父兄から不満が殺到するため、横並びで自粛せざるを得ないのだという。学校間の同調圧力がリモート教育の普及を阻んでいるとしたら、「情けない」以外の感想が出てこない。同調するにしても、なぜ低い水準に合わせるのか。進んだ教育のほうに追随するのが生徒のためではなかったのか。

以前から指摘があるように、学校現場でのＩＣＴ化の遅れも問題である。２０１８年に行われたＰＩＳＡのＩＣＴ活用調査によると、日本は授業中のデジタル機器使用時間がＯＥＣＤ加盟国の中で最下位だった。そもそも現場の教師がＩＣＴ機器を使いこなせていないという指摘もある。確かにＩＣＴ導入期は授業のシステム全体を再構成したり、インフラを整備したりなどの手間はかかる。故障などのトラブルにスムーズに対応できない点も遅れの原因となるであろう。導入期においては、デジタルよりも使いなれた黒板やプリントを使うほうが「話が早い」と錯覚されやすい（医療現場も同様である）。しかし長期的視野に立つならば、ＩＣＴ化の趨勢はもはや避けられない。再び教員の世代交代を待つような時間的猶予はないと私は考えている。

私は数年前から、「Ｎ高校」（これが実名である）という通信制高校のアドバイザーを担当している。ＩＴ系の専門家講師を数多く抱え、高卒の単位は最短コースで取得した上で、じっくり専門教育をほどこそうという方針を取っており、近年は東大や慶大などの有名校の合格者も輩出している。Ｎ高校は、学校空間から「対面」という縛りを取り除くことで、学校がいかに自由な空間になりうるかという構想を実証して見せた。コロナ禍を予見したかのようなこうした学校空間へのニーズはますます高まることが予想される。すでに生徒数は１万５０００人を超えた（２０２０年４月現在）。それは特殊な学校のこと、とあっさり割り切らないでほしい。

すべてとは言えないまでも、一部の学校ではリモート授業のインフラを整備し、実践を重ねてきたはずである。そのメリットとデメリットを検証し、とくにそれによって救われた子どもたちの声にしっかり耳を傾けてほしい。「対面は暴力」という私の言葉を単なる極論と片付けず、そう感じてしまう子どもたちとともに、「暴力」とのつきあい方を学んでほしい。現在が未曾有の事態である以上、教師だからとて一方的に「教える」ことは不可能だ。新しい経験から、子どもたちとともに「学ぶ」ことこそが、真の意味で有益なＩＣＴ化の鍵となるだろう。

（研究所ニュース「ねざす」第88号、神奈川県高等学校教育会館教育研究所）

コロナ禍で試される民主主義

パンデミックは民主主義をおびやかす。そのような考え方がある。その根拠として真っ先に挙げられるのは、中国の例だろう。コロナ禍は武漢発と言われているが、中国は実質的にその抑制に成功した。日本のみならず欧米諸国でも感染はいまだ拡大している。日本の累積感染者数はすでに中国の5倍以上に及んでいる。

中国がパンデミックの抑制に成功した理由は、次のように説明されている。独裁制ゆえに、国民の監視と行動統制が厳しくなされているからだ、と。すべての成人の行動はスマホのアプリで監視され、PCR陽性者が確認されたら濃厚接触者にも検査が強制される、クラスターが発生すればただちに地域全体が封鎖される。

かたや日本では——民主主義ゆえに？——監視も統制もきわめて困難である。第4波の到来が懸念されているが、自粛ムードに疲弊した人々は再び街路に溢れ、あちこちでクラスターも発生している。やはり民主主義とパンデミックは、食い合わせが悪いということなのだろうか。

しかし、果たして問題は「民主主義」なのか。問題は日本が、東アジア諸国の中ではCOVID-19の押さえ込みにもっとも失敗した国になってしまったのはなぜか、という点ではないか。ここで参照すべきは欧米ではなく、同じく民主主義国の台湾であろう。

知られる通り、台湾は国を挙げてCOVID-19対策に取り組み、もっとも高レベルの成功を収めている。独裁によることなく民主的にそれを為し遂げたという点において、日本が範とすべきは台湾の取り組みであったはずだ。

銭瓊毓によれば、台湾が成功した要因をまとめると以下のようになる（銭瓊毓：台湾におけるCOVID-19対応、日本医師会COVID-19有識者会議（https://www.covid19-jma-medical-expert-meeting.jp/topic/3103））。

まず初動が速かった。２００３年に多くの死者を出したＳＡＲＳの教訓が生かされ、法整備、指揮系統の統一化が進んでいた。初期段階の水際対策で自国民以外の入国を禁止したが、ロックダウンなどはなされなかった。

台湾ＣＤＣが中心となり、省庁横断的な協力体制が組まれた。必要な人には即座に検査が実施され、日本と同様のクラスター対策もなされ、検体採取施設や重症患者受入れ施設など、医療現場の役割分担も迅速だった。政府は国民との対話を重視した。ＳＮＳを駆使して情報を届け、マスクも実質的な配給制にするなどしてパニックを未然に防いだ。

見習うべきはこの徹底した透明化と対話的な姿勢であろう。日本においてはアベノマスクの配布もＧｏＴｏキャンペーンの推進もワクチンの配布も、ことごとく意志決定の過程が不透明だった。かたや台湾では、対策本部トップの衛生福利部長が流行初期から連日記者会見に臨んですべての質問に答え、蔡英文総統も折に触れて会見を開き発信を続けていた。徹底した透明化とリスクコミュニケーションにより、強権によらずに人々の行動変容をうながしたのである。

あらためて確認しておくが、民主主義は多数決のことではない。その本質は「個人主義」と「対話」の尊重にあると私は考えている。戦後の日本社会においては、中間集団における「空気」の支配が、民主主義の成熟を阻害し、重大な意志決定を妨げてきた。コロナ禍における政治の迷走にあっても、その弊害は反復されている。この失敗を「次」に活かそうというのなら、台湾という優れた隣人に学ぶべきことは少なくないはずだ。

（「ビッグイシュー日本版」406号、ビッグイシュー日本）

3.

健やかにひきこもるために

健やかにひきこもるために

中国のあるSNSからの依頼で、新型コロナウイルスが蔓延してひきこもりがちな生活を送らざるを得ない場合の注意事項についてコメントしました。せっかく書いたのでこちらでも公開します。

いまひきこもっているのが一番安全という状況なので、ひきこもりがちな生活に慣れる必要があります。ひきこもり専門家の立場から、できるだけ健全にひきこもる生活スタイルを考えてみました。

※「ストレス対処法」や「睡眠」の項目は、中井久夫「ストレスをこなすこと」(『精神科医がものを書くとき』ちくま学芸文庫)に依っています。

・積極的にひきこもる

受け身でひきこもってしまうと、ストレスがたまりやすくなります。目的を持って、あえてひきこもるという「設定」にしてみてください。

めったにないほど「まとまった時間」があるわけですから、筋トレや読書、語学など、いつかやろうと思ってできなかったことをやってみるのはどうでしょう。1カ月限定で何かをがんばる「30日チャレンジ」などを試してみるのも良いかもしれません。

なにも「生産的になれ」と言いたいわけではありません。今あなたがひきこもることは、そのまま社会への貢献になっています。何もせず、ただ生き延びることだけで、価値を創り出しているのです。そのことは忘れないでください。

うつ状態になるのを防ぐには「規則正しい生活」「軽い運動」「十分な睡眠」が重要というのは良く言われることです。

「不要不急のこと」をしないと、視野狭窄に陥ってしまうことがあります。外向きにのびのび活動するのが難しい時期は、「内向きの不要不急」を大切にしましょう。絵を描く、楽器を演奏する、プラモデルを作る、海外ドラマにはまる、漫画や小説を読む、オンラインゲームにはまる、ペットと遊ぶ、植物を育てるなど、普段しないことをしてみるのもいいと思います。

・役割を決める

こういう非常時には、ふだんよりも家族の結束が強くなる場合もありますが、いさかいが起きたりして関係が悪くなることもあります。それぞれ家事などの役割分担を決めて、それをこなしてもらうのが良いでしょう。1人の家族に負担が集中することは避けるべきです。役割分担は固定してもいいし、そのつど決めてもいいのですが、とにかく家族全員で回していきましょう。

・対話する

閉鎖空間で複数の人間が暮らす場合、ちょっとしたすれ違いから険悪になったり、腹の探り合いで苛立ったり、被害的になったりしやすくなります。その結果、虐待やDVが増加する恐れもあります。そういう事態を予防するためにも、日常的な「対話」を大切にしてください。

できるだけたくさん対話をするようにしてください。ここでいう対話とは、何かを決めるための話し合いや議論のことではありません。アタマもシッポもない、なんでもないおしゃべりのことです。つらいことや苦しいことも、言葉を声に出してみんなで共有すれば、軽くできます。

よい対話をするためには、次のようなことを心掛けてみましょう。

議論、説得、押しつけ、懇願、命令。これらは対話をさまたげます。いずれも対話を持ちかける側にあらかじめ結論があり、それを相手に押しつけることが目的になっているからです。同じ意味でアドバイスやダメ出しも禁物です。「相手が間違っている」ことが前提になるからです。「良かれと思って」言われる言葉は、だいたいろくでもないものが多いので、ぜひ気をつけましょう。

よい対話の条件は、次のようなものです。対等であること、安心・安全であること、（できれば）3人以上であること、話をしっかり聴き応答すること、主観的な感想をつたえあうこと。望ましいのは「対話のための対話」であり、その目的は「対話を続けること」です。対話を終わらせないためにも、できるだけ結論を出してしまわないように気をつけましょう。

不要不急の、何の役にも立ちそうにない、どうでもよくて、のんきで、ささいで、くだらなくて、すぐに忘れてしまいそうな、そんな話題について、時間を掛けて、声を出して、お猿が毛づくろいするような気持ちで、たくさんしゃべること。そういうのが、のぞましい対話です。

話題がありませんか？　でも今ならそれこそ「新型コロナウイルス」をめぐる話題がうってつけです。危機感を共有できますし、話題はいくらでもあります。ただし、上から目線で「教えてやる」というような態度はいただけません。相手から「教えてもらう」姿勢のほうが大事です。

話し相手がいない？　それなら「ひとりごと」を言いましょう。誰か相手を思い浮かべながら言うひとりごとは、たぶん立派なセルフケアになります。今なら「Ｓｉｒｉ」や「アレクサ」などのＡＩに対話の相手をしてもらうことも可能ですね。

・人とつながろう

人間は社会的動物なので、人とのつながりは必要です。長い間1人でいると、心も体も調子を崩しやすくなります。

体についても生活習慣病が悪化したり、廃用性症候群（筋力の低下や自律神経失調、エコノミークラス症候群など）が生じやすくなります。心のほうではうつ状態、被害妄想、強迫症状（潔癖症）などが生じやすくなります。

こうした変化を防ぐためにも、さまざまな形で人とつながるほうがいいでしょう。ただし、その方法は外出に限りません。電話やメール、ＳＮＳなどで、友達や知り合いとやりとりしてみましょう。直接会うことは難しくても、SkypeやＺｏｏｍ、ボイスチャットなどで対話する機会を持つのもいいと思います。一定の節度を持ってやるならオンラインゲームも人とつながる機会になると思います。

メンタルヘルスの問題を抱えがちな中国の「留守児童（両親が長期の出稼ぎで不在となっている子ども）」も、親とＳＮＳでつながっていれば精神的な健康を保てるという研究もあります。ときどき人とつながっておくことは、心のバランスを保つ上で、大切なことだと思います。

・ストレスチェック

自分自身の感じているストレスは、意外に気づきにくいものです。ネット上のストレスチェックリストを利用するのもいいのですが、とりあえずは睡眠の質や食欲の変化、意欲や疲れやすさ、いらいら感などに注意を向けてみてはどうでしょう。心身の調子を数値化して、日記につけることで変調に気づくこともあります。あるいは周りの人からどんなふうに見えるか、ときどき聞いてみるのもいいと思います。

・ストレス対処法

日本人のストレス解消法はおしゃべり、タバコ、酒、買い物、賭け事が上位とのことです。最近ではゲームもここに含まれるかもしれません。ただしストレスは、原因がある限りゼロにはなりません。ストレスが完全に消えるまで追求しすぎると、それはしばしば依存症に似てきます。7〜8割軽くなったら良しとするような、ほどほどのつきあいを心掛けましょう。

・睡眠の質を高めよう

ひきこもりがちで活動量が減ると、多くの人が不眠、眠りの浅さを訴えるようになりますが、これ自体は自然な反応です。もっとも質の高い睡眠薬は「興奮を伴わない疲労」です。たまに激しい活動でひどく疲れているのに眠れなくなったりするのは、それが興奮を伴うからです。

規則的な生活に加え、ルーチンな肉体疲労につながる活動を工夫してみてください。家事でも軽い運動でもなんでもかまいません。睡眠薬を使う場合は、クリニックなどを受診する必要がありますが、薬の力だけで眠ろうとはしないことです。特に依存性の高いベンゾジアゼピン系の薬は、いったん服用をはじめるとやめるのが難しいので。

睡眠がしっかりとれているうちは精神健康はおおむね大丈夫です。たまには寝ずに頑張ることはあってもいいのですが、2日間、つまり48時間で収支を合わせてください。だいたい2日間で合計12〜16時間寝ていれば問題ありません。あと「寝だめ」はできないようです。

睡眠の程度で、1番悪いのが「寝られない」です。2番目が「寝てもすぐさめる」、3番目が「眠っても寝た気がしない」、4番目が「いくら寝ても寝たりない」。それ以上は熟睡感、寝覚めのよさの問題になります。睡眠時間は人それぞれです。日中の眠気で困らなければ十分でしょう。

寝る前は刺激を避けて、自分なりのリラックス法を工夫しましょう。たとえば軽い読書、ゆるやかな音楽、ぬるめの入浴、軽い体操など、自分なりのリラックス法を工夫しましょう。スマホやパソコンを見ると寝付きが悪くなるという説には医学的根拠があるようです。寝る直前は控えたほうがいいでしょう。動画サイトの「睡眠用ＢＧＭ」が有効な場合もあります。お経、自然音、朗読などで寝付きが良くなる人もいます。

不眠を訴える人で意外に多いのがカフェインの過量摂取です。思い当たる場合は、カフェインを断ってみるか、難しければコーヒーなら1日3杯以内にするなど、工夫してみましょう。

起床時間はなるべく毎日決まった時間にしましょう。眠りが浅いときは積極的に遅寝、早起きに。寝床で長くすごしすぎると熟睡感が減ります。規則正しい3度の食事、飲水、規則的な運動習慣を。朝食は心と体のめざめに大切です。夜食はごく軽く。毎日決まった時間に適度な運動をしましょう。

家の中でできる運動としては、筋トレやストレッチがありますが、最近ではリングフィットアドベンチャーやWiiスポーツのようなエクササイズ用のゲームもあります。集合住宅で床に響かないように工夫されたダンスの動画もたくさんあります。適宜活用してみましょう。

・飲酒

外食の機会が減り、家庭で飲酒する人が増えているようです。それをただちにやめるべきとはいいませんが、言動が乱れない範囲にとどめましょう。ひところ流行った「Zoom飲み会」は、自宅で飲むため飲みすぎてしまう危険が指摘されていました。それと一般に子どもは、親が酩酊する姿が好きではありません。また、睡眠目的の「寝酒」はやめましょう。

依存症臨床でアルコールは、そのへんのドラッグよりもずっと「危険」なドラッグとされています。たまたま合法なだけです。特にストロング系の酎ハイは、取り締まられないのが不思議なレベルというのが専門家の一致した見解です。ご注意ください。

・子ども

子どもは大人よりも、ずっと環境のストレスを受けやすいため、配慮が必要です。信頼できる大人がそばにいてあげて、一緒に遊んだり、大丈夫と繰り返し伝えましょう。「外遊び」の機会をできるだけ持つようにしましょう。対話の大切さは言うまでもありませんが、一緒に外出する、ゲームするなどの「体験の共有」の機会を増やしましょう。叱責や注意は必要最小限にしてほしいのですが、そのさいは「総論YES　各論NO」、つまり、問題となった行動を注意して、本人の人格まで否定しないようにしてください。過保護・過干渉はもちろんですが、放置・放任も子どもの不安を高めますので要注意です。また、大人同士の口論は、子どもの不安を強めるため気をつけましょう。

・メディア

不安が強いときは、Twitterなどのネットメディアとは距離を取るほうがいいでしょう。私の個人的な経験からは、非常時のメディアとしてはラジオがベストです。東日本大震災のおりに私も軽微ながら被災しましたが、ずっとNHKラジオ第一を聞いていました。情報量としては多すぎず少なすぎず、アナウンサーの淡々とした声が、気持ちをしずめる上ではとても役に立ちました。作業をしながら聞けるのもラジオの利点ですね。ある精神科医は、不安を訴える患者に新聞とNHK以外のニュースに接しないように指示したところ、かなり不安は解消したそうです。

以前に乗り越えてきた困難を思い出しましょう。私たちはあの震災を、原発事故を、洪水を乗り越えてきました。きっと今回も、何とかなります。

念のために、WHOからの勧告を載せておきます（要点のみ意訳します[*1]）。

- 現状に対して悲しみやストレス、恐怖、怒りを感じるのは普通のこと。しんどければ信頼できる人（友達や家族）と話しましょう。
- 自宅では健康的な生活スタイルを維持しましょう（食事、睡眠、適度な運動）、家族や友人と社会的なつながり（メール、SNS、電話）も大事。
- タバコやアルコール、ドラッグにできるだけ頼らないようにしましょう。もうだめだと思ったらカウンセラーなど専門家に助けを求めましょう。

・正確な事実の把握。正しい情報と知識に基づき適切な対処行動をとりましょう。信頼できる情報リソースを確保しましょう（ＷＨＯとか公的な機関の）。
・不安を煽るメディアの視聴時間を減らしましょう。

(note 2020/03/20)

＊1　https://www.who.int/docs/default-source/coronaviruse/coping-with-stress.pdf?sfvrsn=9845bc3a_2

リアリティショーは「現代の剣闘士試合」か

女子プロレスラーの木村花さんが5月23日、急逝した。彼女は2019年5月からフジテレビ系列で放映中のリアリティショー「TERRACE HOUSE TOKYO 2019-2020（テラスハウス）」に出演中だった。彼女の死には、放映中からSNS上で彼女に向けられた誹謗中傷が大きく影響したと報道されている。

木村さんの没後、ネット上ではSNSの誹謗中傷をめぐる論議が活発化した。フジテレビは「テラスハウス」の放送中止を発表し、遠藤龍之介社長は検証チームを立ち上げる意向を明らかにした。ネット上の批判の矛先は、いまや番組制作陣や他の出演者などにも向けられ、原稿執筆時点ではまだ「炎上」が続いている。この事件を受け、高市早苗総務相は、インターネット上の誹謗中傷を巡る発信者の情報開示について制度改正も含めて対応する考えを明らかにしたが、この機に便乗して政府への批判を封じる意図があるのではと警戒する声が上がっている。

ところで私はそうした議論よりも、リアリティショーが今なお多大な人気を博している事実のほうにいまさらながら驚き、関心を持った。テレビ離れが指摘される若者たちが、「テラスハウス」にははまっているというのだ。「テラハ世代」などという言葉もあるやに聞いた。

リアリティショーそのものはかなり昔からある番組スタイルだ。海外でもこの手の番組は、ほぼ鉄板とも言うべき根強い人気がある。問題は、この番組スタイルがきわめてハイリスクであるという点だ。たとえばイギリスで2015年から19年にかけて放映された「ラブアイランド」という番組では3人もの出演者が自殺している。韓国でも同様の番組で「モテずに孤立しているキャラ」設定を制作側から押しつけられた女性が、2014年に撮影現場で命を絶つ事件もあった。

精神科医として若者問題に長くかかわってきた立場からすると、なぜいまだにこれほど〝野蛮〟な番組が野放しになっているのか、ほとんど理解を絶している。けっして大げさではなく、私にはこの手の番組が、現代によみがえった円形闘技場（コロシアム）にしか思えない。

古代ローマでは円形闘技場でさまざまな闘技が見世物として人々の娯楽となった。剣闘士（グラディエーター）による猛獣との闘い、あるいは剣闘士同士の闘いに人々は熱狂した。キリスト教の影響で衰退するまで、この手の残酷な見世物は数百年近くも続けられたのである。いわゆる「パンとサーカス」のサーカスにあたる血なまぐさい娯楽。闘いはかならずしも殺し合いではなかったようだが、おびただしい流血が大衆の眼を歓ばせていたことは間違いない。

現代の剣闘士試合というのなら、プロレスとかボクシングとか総合格闘技がそうだろう、という指摘もありうるし、そのことは否定しない。ルールに則った形で身体的な暴力の応酬を観たいという欲望は、こちらの形式で満たされるだろう。格闘技はリアリティショーとも相性が良いらしく、かつては「ガチンコ！」などの番組が人気を博していた。もっと言えば、世界最大のプロレス団体ＷＷＥのＣＥＯ、ビンス・マクマホンは、プロレスにリアリティショー的演出を持ち込んだことで知られるし、彼の盟友でアメリカ大統領のドナルド・トランプは同様の番組「アプレンティス」で一躍有名になった人物だ。このあたりの問題はいくらでも広げられるが、今は深く立ち入らない。

「テラスハウス」は「台本のない男女６人の新たな青春の日々」をコンセプトに２０１２年に放送開始している。シェアハウスで暮らす男女の生活を映した「恋愛リアリティ番組」であり、木村さんは２０１９年から出演していた。この番組中で起ったある「アクシデント」で木村さんが共演者に見せた攻撃的な態度に、ＳＮＳ上で激しい批判が集中したのである。

リアリティ番組とうたってはいても、「一種のプロレス」という指摘もあるように、エンターテインメントである以上は演出もある。ディレクターが「こういった方向で」「こんなキャラで」などと言えば、出演する新人タレントは当然忖度もする。きっちりした台本はなかったかもしれないが、すべてが自然体、偶然まかせであるはずもない。

私が危惧を覚えるのもこの点だ。リアルとフィクションのあわいを演ずるということ、表現と表出の境界に立つということは、ほとんど半裸の自分自身をメディアを通じてさらけ出すにひとしい行為だ。そこで演じられたキャラがたとえ自分自身の日常的なキャラとは異なるものであったとしても、演じられた感情が100パーセントフェイクということはありえない。もちろん視聴者は、そうした虚実皮膜のリアリティを楽しんでいる。演出ありと知りつつも、そこで表出される感情の「生の手触り」を消費している。制作側も細かいコントロールをしないことで、あえてリアルと演出の境界を曖昧にしていたはずだ。

看護師やキャビンアテンダントなど、自身の感情を押し殺して患者や乗客に親切に接する仕事を「感情労働」と呼ぶ。その際、うわべだけの演技を表層演技、心からの演技を深層演技というのだが、リアリティショーの演技はそのどちらでもない。置かれた状況は演出されたフェイクであっても、その状況に対して表出される感情は多分にリアルなものをはらんでしまう。つまりこの番組の出演者には、演技することすら許されておらず、特定の状況において指定されたキャラとして「リアルな反応」を表出することを強いられるのだ。これほど労働負荷の高い感情労働はほかに例がないだろう。

もちろん番組制作者は「そんなことは強制していない」と否認するだろう。なるほど、確かに具体的な指示も強制もなかったのかもしれない。しかしあなた方は、役者が「生のリアクション」をすることを喜んでみせなかったか。えぐいキャラをさらに強化するような振る舞いを褒めはしなかったか。そうした強化子を投入することで、彼らがあたかも自分の意思で感情労働にいそしむように誘導したのであれば、それは命令や強制よりもタチが悪く残酷である、と私は考える。

著名な俳優であるならば、ひどい悪役を演じても、それはいくつもある仮面の1つであると自他ともに認めることができる。しかし無名の新人俳優はそうはいかない。番組内で割り当てられたキャラはフェイクでも、それは仮面のようには簡単に取り外せない。キャラは彼や彼女の日常にもついて回る。加えて、番組内で表出された感情は必ずしもフェイクではないので、キャラと自分の切り替えが次第に困難になる。感情のやりとりで流す血は、俳優のそれは血糊だが、ショーの出演者の流す血は限りなく本物に近い。私が現代の剣闘士試合を連想したのはこのためである。

報道されたショーの犠牲者（あえてこの表現を用いる）の多くが、演じたキャラへの批判を苦にしての自殺だったのも無理もない。俳優としては発展途上である上に、あえてキャラと自身の区別がつきにくくなるような演出を強いられれば、SNS上に殺到する批判が「リアルな自分」を殺そうとしていると感じたとしても不思議はない。人格や感情のリアリティーを売り物にすれば、ある程度予測された帰結ではある。

加えて「テラスハウス」では、数名の有名タレントがスタジオ陣として参加しており、副音声で出演者をいじるコメントを流すスタイルをとっていた。このスタイルがSNS上の炎上を激化させたのではないか、という指摘もある。演出されたキャラをいじるということは、そのキャラをいっそう固定化することを意味するため、批判の声をヒートアップさせる効果は確実にあったであろう。

もしあなた方が、どうしてもこの手の野蛮な番組を続けたいというのであれば、私にそれを止める権限はない。ただし、番組検証委員会が本当に機能するのならお願いしたいことがある。恋愛リアリティショーのお手本となるようなルールを作ってもらいたい。たとえば以下のように。

それが虚構であるとわかるような演出を強化してほしい。具体的には、ときおり有名俳優が不定期に出演するなどして、番組の「虚構度」を上げてほしい。番組の最後に出演者同士が談笑するオフショットやNGシーンを流すなども可。番組内のキャラを固定化しないためにも、SNS上で出演者同士がそれぞれの「演技」をネタにしたり、仲よく交流することを推奨してほしい。もちろん視聴者に対しては、出演者への誹謗中傷はしないように、毎回注意喚起してほしい。いずれも出演者の安全を確保する上での、最低限の配慮である。

もしこれらのことが「リアリティの邪魔になる」とか「視聴者の興を削ぐ」とかいう理由で却下されるのであれば、せめてあなた方は出演者の安全よりも視聴率を選んだのだという自覚くらいは持っていてほしい。残念なことにこの手の番組はいまだに合法であり放送倫理にも違反していないから、制作を続けることはできる。しかし私のように、その「残酷さ」「野蛮さ」に心を痛めているものが少なくないという事実も、どうか忘れずにいてほしい。

（「現代ビジネス」2020年6月3日）

「マイルドな優生思想」が蔓延る日本に「安楽死」は100年早い

筋萎縮性側索硬化症（ALS）の女性から依頼を受け、医師が薬物を投与して殺害し逮捕された事件で、京都地検は事件にかかわった2名の医師を2020年8月13日、嘱託殺人罪で起訴した。報道によればALSの女性は以前から強く安楽死を希望しており、2018年12月にツイッターで被告の医師と知り合ってから、やりとりを重ねていたという。医師の1人はクリニックを開業しており、メンタルケアや緩和ケアに力をいれ、ホスピスの運営も手掛けていた。2名の医師は、共著で高齢者の安楽死を積極的に推奨するような電子書籍（書名はあえて記さない）を発行していたが、この本には以下のようなくだりがあると報じられている。

《認知症で家族を長年泣かせてきた老人、ギャンブルで借金を重ねて妻や子どもを不幸に陥れた老人。そんな「今すぐ死んでほしい」といわれる老人を、証拠を残さず、共犯者もいらず、スコップや大掛かりな設備もなしに消せる方法がある。医療に紛れて人を死なせることだ。

病室に普通にあるものを使えば、急変とか病気の自然経過に見せかけて患者を死なせることができてしまう。違和感のない病死を演出できれば警察の出る幕はないし、臨場した検視官ですら犯罪かどうかを見抜けないこともある。荼毘に付されれば完全犯罪だ。》

本稿では、この事件について詳細を論ずることはしない。また安楽死や尊厳死の議論についても深くは立ち入らない。私自身は、個人の意志や主体性を十分に尊重できる〝環境〟があるならば、尊厳死や安楽死が合法化される可能性を排除するつもりはない。ただ、現在の日本ではそうしたことを論ずるための環境が整っているとは、とうてい言えないと考えている。

安楽死の中でも医師が薬物などを用いて患者を死なせる、いわゆる「積極的安楽死」が合法化されたとして、懸念されることがいくつかある。生存に手厚いサポートを必要とする患者や障がい者の多くが、「なぜ安楽死を選ばないのか」という、周囲からの暗黙の圧力にさらされる怖れはないだろうか。こうした圧力は容易に内面化され、患者はあたかも自ら望んだかのような形で死を選択させられるという事態が起こりかねないのだ。そもそも気軽な罵倒語として「死ね」という言葉がこれほど日常的に飛び交う国は珍しい。そんな環境で安楽死を合法化したらどんなことになるかは想像に難くないだろう。

私には現代の日本社会が、いまだに「マイルドな優生思想」を温存しているように思われてならない。2016年の「相模原障害者施設殺傷事件」の犯人である植松聖死刑囚に対して、事件直後、ネット上では驚くほど多くの共感の声が寄せられていた。この事実は、意思疎通ができない「心失者」は生きる価値がない、とする植松の考えに同調する人々が少なくないことを意味している。確認は難しいが、植松への賛同者の中には、ごく普通の社会人が多数いたのではないかと私は疑っている。彼の「優生思想」はその意味で、まったくの狂気の産物とは考えにくい。

例が特殊すぎると言うのであれば、2018年8月に公立福生病院で起きた透析中止による安楽死事件の件もある。腎臓病をわずらう40代の女性が、透析中止を希望して亡くなった事件だ。あの事件に対する論評で驚いたのは「医療の助けなしに生きられない患者はすでに末期」という暴論を、ほかならぬ現場の医師が口にしていた点だ。終末期がこのように定義されるなら、多くの難病患者、腎不全患者、ALSの患者、植物状態の患者などは、全員終末期とみなされ安楽死の対象となってしまうだろう。あの事件についていえば、透析拒否をする患者に対して医療が第一になすべきことは、透析継続の説得であり、背景にあるかもしれないうつ状態や希死念慮の治療である。精神面のケアを抜きにした意志決定支援は、しばしば形骸化するほかはないであろう。

ＡＬＳ患者の積極的安楽死を幇助した２人の医師が体現したものは、相模原事件の植松容疑者と同等の「優生思想」にほかならない。ここでいう優生思想とは、優秀な遺伝子を継承すべく人工的な淘汰を肯定する思想、ということに限定されるものではない。人間の「生」に対して、「良い生」や「悪い生」があるといった価値判断を下す思想全般のことである。あなたがまだ中学生か高校生くらいで「自分は無価値な人間だから死にたい」と考えているとすれば、そこにも優生思想の萌芽がある。それが他者に向けられても自分自身に向けられても、優生思想は凶器になるのだ。

優生思想の起源はアメリカだ。20世紀初頭、アメリカで最初の断種法が制定されてから、この思想は急速に全世界に広がり、いたるところで悲劇を生んだ。知られる通り、その最たるものはナチスドイツだ。ナチスドイツは「民族衛生」の名のもと、純粋ゲルマン民族を維持するためにさまざまな優生計画を実施した。中でも有名なものが「Ｔ４作戦（障害者などの安楽死）」で、20万人以上がその犠牲となった。

このエピソードで私がもっとも恐ろしいと感じるのは、ヒトラーが作戦中止命令を出した後も、民間レベルで「野生化した安楽死（Wild Euthanasia）」が続けられたという事実だ。各施設の医師がそれぞれ独自の判断で、安楽死を続行したのである。このように、優生思想的な発想は、多くの人々にとってはごく自然のものなのだ。それは「差別」が人間の本性に深く根ざしているのと同じことだ。差別も優生思想も意志的な啓発によって禁止しないと野生化する。「民度」にかかわらず、いやむしろ、高い民度のもとにおいてすら、当時としては合理的かつ理性的に実践されたのが優生思想であり安楽死だったのだから。

それでは、優生思想の何が悪いのか？　良き生と悪しき生がある、と考えるのはなぜ問題なのか？　より良い人生を望み、家族にも社会にも遺伝性の疾患で苦しむ人が減ることを願い、悪い遺伝子を淘汰して国民全体の健康レベル向上を目指すことの、いったいどこが間違っているのか？　この問いにまともに答えるのは案外むずかしい。いまさら「命は平等だから」などというお題目で説得される人は多くはないだろう。

私の考えでは、つきつめれば「生についての価値判断は不可能」ということになる。あらゆる価値の基盤が生命である以上、生そのものについてはそもそも論理階梯が違うため、価値判断ができない。なにかの価値を論じたければ「生の平等性」という前提から始めるしかないのである。つまりあらゆる思想と哲学の大前提が「生の等価性」ということになる。人間の生の上位に神を置く宗教の中には、生の等価性を認めない選民思想もあるが、キリスト教のように「神の前の平等」（「コリント人への第一の手紙」）を明示する宗教もあるし、イスラム教や仏教にも平等の教えはある。

別の視点から批判しておけば、優生思想が依拠する遺伝学そのものがほとんど古色蒼然とした前時代的なものだ、という問題もある。「優秀な遺伝子」を云々する人々の多くは、遺伝子の特性はそのまま心身に発現されるという、メンデル並みの古臭い議論に固執しているようにしか見えない。しかし現代の遺伝学では、遺伝子型と表現型との間には環境因などを含む複雑な関係があると考えるため、単純素朴な「優秀な遺伝子」的な発想がますます難しくなっている。表現型レベルで人間を選別し、人工的な淘汰圧をかければ、優秀な遺伝子のみが生き残る、という発想自体が、遺伝学的にはもう古いのである。

「それでは出生前診断はどうか？　あれは優生思想ではないのか？」という疑問もありうるだろう。こちらについては、いまだに議論が決着していないという現状は承知しているが、私の考えはシンプルである。避妊や中絶が女性（母親）の権利であるように、その妊娠を継続するかどうか、胎児の遺伝負因を確認してから決めるのは、母親の当然の権利である。胎児に独自の命があると考えるのは自由だが、私は胎児は誕生するまでは母親の臓器の一部であると考える。だから出生前診断で中絶を選ぶことは、生命の価値判断ではない。その決定権は母親に帰属する。

閑話休題、一部の安楽死推進派の「このような生には価値がないので積極的安楽死を選択すべき」といった発想は、優生思想ときわめて親和性が高い。ここで「安楽死」を「断種」に置き換えてみれば、この点は容易に理解されるであろう。

生きることが耐え難い苦痛であり、だから積極的安楽死を合法化せよという多くの声がある。ただし、そこには終末期や難病と言った立場の人のほかに、精神的苦痛からそれを望む声も多いという印象がある。しかし私は、安楽死を合法化する場合でも、精神的な苦痛については適用外にすべきであると考えている。

医師ががん患者に塩化カリウムを注射して死に至らしめた東海大病院事件の横浜地裁判決（1995年）では、積極的安楽死を認めるための4要件を示したが、この要件を守るのであれば、精神的苦痛のみでは安楽死の対象にはならない。当事者の絶望がいかに深くとも、精神的苦痛は可逆的であり、それを除去することが絶対に不可能とは言いきれないからだ。以下に、その4要件を示す。

①患者が耐え難い肉体的苦痛に苦しんでいる。
②死が避けられず、死期が迫っている。
③肉体的苦痛を除去・緩和するために方法を尽くし、ほかに代替手段がない。
④生命の短縮を承諾する患者の明示の意思表示がある。

積極的安楽死を合法化するのであれば、私はここに、さらに社会的条件を追加したい。すなわち、その社会が成熟した近代市民社会であるということ。この時点でわが日本社会は、安楽死について云々できる段階にない。「生の平等性」や「個人主義」といった価値観が十分に尊重・実践されていない社会で、そうした原則の臨界点であるような「積極的安楽死」の議論をすることは、クルマが存在しない世界で自動運転の是非を論ずるような茶番にしかなるまい。

日本においては、憲法上はともかくとして、世間的価値観においても制度運用上においても、近代市民社会の原則が尊重されているとはとうてい言えない。生活保護の水際作戦、入国管理センターにおける不法残留外国人の長期収容や処遇の問題、なによりわが精神医療における収容主義と身体拘束の濫用ぶりをみるにつけ、このような場所に安楽死のような「高級品」は１００年早い、と言いたくなる。

さらに言えば、私は死刑制度の廃止も必須条件であると考えている。現在、積極的安楽死を認めている国は、スイス、オランダ、ベルギー、カナダ、アメリカの一部の州、オーストラリアなどがあるが、このほとんどの地域で死刑制度は廃止になっているのは偶然ではあるまい。死刑に犯罪抑止効果が乏しいことは良く知られているが、だとすれば死刑制度が維持される理由は、応報感情か命の選別のいずれかになる。いずれにしても「死に値する人間」の存在を法が容認するような場所で、積極的安楽死が拡大解釈されない保証はない。

冒頭で触れた事件を受けて、日本維新の会代表である松井一郎・大阪市長は「非常に難しい問題ですが、尊厳死について真正面から受け止め国会で議論しましょう。」（7月23日午後0時50分）とツイートしている。すでに批判があるように、尊厳死の議論の契機として相応しい事件とは思われないが、そこは譲るとしても、ここで述べたような社会的条件をいかに実現するか、議論はここを起点とすべきであろう。まず問われるべきなのは、私たちの社会が、安楽死についての議論を許されるほどに成熟した市民社会であるかどうか、なのである。

（「現代ビジネス」2020年8月26日）

「鬼滅の刃」の謎――あるいは超越論的炭治郎

※本論は12月9日に開催されたゲンロンカフェのトークイベント「伊藤剛×斎藤環×さやわか『鬼滅の刃』と少年マンガの新情勢」で述べたいくつかの論点の備忘録として書かれた。ネタバレについては一切配慮をしていないので、原作未読・アニメ未見の方には注意を促しておく。

「鬼滅の刃」のわかりやすさ

「鬼滅の刃」（以下「鬼滅」）が空前のブームを巻き起こしている。アニメ「劇場版『鬼滅の刃』無限列車編」は公開3日目にして興行収入46億円という空前の記録を樹立し、2020年12月12日までの興行収入が299億2000万円、観客動員数が2152万人に達した。国内興収記録歴代1位の「千と千尋の神隠し」を抜くのももはや時間の問題であろう。原作漫画はさきごろ最終巻となる23巻が発売されて全巻の売り上げが1億2000万部を越え、11月

30日発表の「オリコン年間コミックランキング2020　単巻別」では、史上初の「1位〜22位独占」を記録した。また「年間BOOKランキング2020」でもノベライズ短編集『鬼滅の刃　しあわせの花』と『鬼滅の刃　片羽の蝶』がそれぞれ100万部近い売り上げで1位、2位となり、もはや何が起きているのかわからない社会現象となっている（その後本作は順当に国内興収記録を塗り替え4月25日現在で興行収入397・8億円、4月23日には全米公開されて5月4日時点での興行収入1位を達成している）。

もちろんファン層が小学生から中高年までと分厚いことも一因だろう。大衆性と作家性が奇跡的なバランスで両立しており、映画版は子どもの付き添いのつもりの大人までが本気で楽しめる作品である。コロナ禍で映画の新作公開のペースが落ちていた飢餓感も考慮するなら、これは当然の帰結なのかもしれない。むろん筆者もさきごろ鑑賞して煉獄《れんごく》先輩の凄絶な最期に目の幅の涙を流してきたばかりだが、そうしたわかりやすい感動の一方で、本作の人気にはいろいろ不可解な面もあることは否定できない。

本作についての批評・評論もいくつか読んでみたが、どうも今ひとつ歯切れが悪く、なぜこれほどのヒットに至ったのか十分に分析しきれていない印象がある。とはいえ、この小論でその分析をやろうというわけではない。これは単なる初老鬼滅ファンの覚え書きであって、筆者が本作のどこに魅了されたのか、その自己分析が主たる目的である。ちなみに筆者は誰がなんと言おうと本作の主人公は愈史郎《ゆしろう》であると主張して憚らない愈史郎推しであり、柱ではもっとも「ジョジョ」っぽいという理由だけで宇髄天元《うずいてんげん》が一番好き、そういう人間であることを予めお断りしておく。

鬼滅はダークファンタジーだ。エロはそうでもないがグロの度合いは半端ではない。近年ヒットした漫画、アニメでこれほど人体が破壊され血が流される作品は珍しいし（おそらく『進撃の巨人』『東京喰種』以上）、血の色もリアルに赤黒い。映画版もPG12指定となったことからわかる通り、必ずしも子ども向けではない。ところで、いま「エロはない」といったがあれは嘘だ。テレビシリーズには口枷をかまされた少女が緊縛され血を流して宙吊りにされるシーンがあった。京大の緊縛シンポが謝罪に追い込まれる一方で、このようなシーンを含むアニメを小中学生が楽しく視聴できる日本の緩やかな表現空間を筆者は心から歓迎する。そういうわけで鬼滅には、ディズニーやジブリのアニメのような、万人受けする健全さ（いやまあジブリには色々あるが）はない。だがそれがいい、という逆説だけでは、これほどのヒットは考えにくい。

漫画原作はその独特の絵柄ゆえか、流血シーンが多い割には、グロの印象は乏しい。このジャンルの漫画にしてはギャグモード（二頭身やダバ絵的なデフォルメ）の絵柄が多用されることも一因だろう。連載中に作者が女性であることが公にされたが、本作でもっとも女性らしさを意識するのは、残虐シーンへのフェティシズムが比較的乏しいことだ。「ジョジョ」と同様、「地の絵」に比して出血は記号的に処理されることが多いため、残虐さの享楽はそれほど多くない。

作画は決して技巧的ではなく今風の写実的な美麗さ――〝小畑健〟的な――には乏しい。これはアニメ19話のエピソードを原作と比較してみればよくわかる。人物のセリフから画面の構図まで、きわめて忠実なアニメ化ながら、受ける印象がかなり異なる。漫画は淡々と読めてしまうが、アニメは神回と評価されたのも当然の凄まじい演出で、原作者自身が感涙にむせんで20回視聴するほどの傑作だった。本作の人気がアニメ化で一気にブーストがかかったというのはうなずける。その意味で、漫画とアニメは互いに注釈し合うような理想的な相互補完関係にあった。多くのファンはおそらくそのようにして、アニメ↔原作を往還しながら楽しんでいると推定される。

……とまあ、以上のような表層的な解釈はいくらでも可能なところが、「鬼滅」の強味だ。マッチョな価値規範（「男なら」「長男だから」等）に基づく王道バトル漫画のようでもあり、それでいて泣ける要素、笑いの要素が絶妙なバランスで含まれていて、竈門炭治郎《かまどたんじろう》という、こちらも少年漫画の王道キャラが作品の道徳性や倫理性を担保する安心感もある。一方で禰豆子《ねずこ》という、竹の口枷をかまされたピグマリオン系戦闘美少女との兄妹愛とかいう最高すぎる設定、さらに鬼殺隊の「柱」という、それぞれが異常にキャラの立ちまくった剣士が集結し、ラスボスを目指して敵を1人ひとり倒していくという物語性、しかも敵が「強さのハイパーインフレーション」に陥る前に、わずか23巻でいさぎよく完結するというまとまりの良さ。

もちろんすべてが結果論だが、こうしてみると人気要素の詰まった作品であることは疑いを容れない。そう、鬼滅はわかりやすい。「エヴァ」のように謎で引っ張る作品の対極だ。にもかかわらず、漫画評論家の伊藤剛がいみじくも指摘したように、〝わかりやすいがゆえのわかりにくさ〟があるのだ。

　唐突ながら、ここで名作の条件をひとつ挙げておこう。登場人物の「名前」である。ドストエフスキーが典型だ。『罪と罰』は読んだことがなくとも「ラスコリニコフ」なら誰でも知っている。ドストエフスキーのポリフォニー性は、忘れがたい固有名をいくつも創案したことに極まっている。ポルフィーリー、スタヴローギン、ムイシュキン、カラマーゾフ、スメルジャコフ等々の命名そのものが、一度読んだら生涯忘れえないほどの「傑作」なのだ。鬼滅の登場人物の名前もまた、ドストエフスキーと同等の「強度」を持っていると言えば褒めすぎだろうか。しかし、子どもたちが難読漢字を懸命に覚えて彼らの名前を書こうとするのもこの強度ゆえでなくて何だろうか。竈門炭治郎、竈門禰豆子、我妻善逸《あがつまぜんいつ》、嘴平伊之助《はしびらいのすけ》、煉獄杏寿郎《れんごくきょうじゅろう》、宇髄天元、などなど。作者はまだ30代の女性とのことだが、たとえ編集者の協力があったにせよ、この名詞生成能力においてすでに、天才性の片鱗がうかがえる。

「弱さ」の尊重

まずもって、本作を特徴づけているのは「人の弱さ」の尊重である。我妻善逸のような気の弱い――眠れば強い――泣き虫キャラを筆頭に、全員が何らかの弱さを抱えているという点も見逃せない。子どもは完璧超人よりも弱いキャラの活躍を好むものだ。加えて本作では、鬼との戦闘後に疲弊しきった炭治郎や伊之助らが蝶屋敷で点滴などの治療を受けつつ養生する場面が何度も繰り返される。回復力が尋常ではないとはいえ、彼らは不死身のヒーローなどではなく、毀損されやすい身体を持つ「子ども」たちなのだ。バトル漫画の主人公の多くは思春期の少年少女だが、そのことはしばしば忘れられる。産屋敷《うぶやしき》耀哉《かがや》が「私の剣士《こども》たち」と繰り返すたびに、年端も行かない子どもが生命を賭して戦わされている異常さが強調されるかのようだ。

柱の1人、炎柱の煉獄杏寿郎は、猗窩座《あかざ》との戦いでその戦闘能力を絶賛され「鬼になれ」と勧誘される。鬼は傷を受けても瞬時に修復できるが、人間が受けた傷は簡単に治らない。回復力が圧倒的に違うため、同程度の戦闘能力では、人間は鬼に勝てないのだ。しかし杏寿郎はその誘いに動じない。人間は弱いが、その弱さこそが愛おしいと断言し、正面から猗窩座に挑んで落命する。

ここで宣言されているのは「弱さも含めて人間」といった消極的認識ではない。むしろ「弱さこそ、脆弱性こそが、人間の条件」であるという、積極的な認識である。これが「鬼滅」の通奏低音となっている。マッチョな見かけは表層に過ぎない。後述するように、不死のはずの鬼が斬首され消滅する寸前に走馬灯を見る。これは可死性という脆弱性の回復とともに、「鬼が人間化する瞬間」と解釈することが十分に可能だ。

トラウマと責任

それでは、なぜ鬼は人間として死ぬのだろうか。これは本作の深層にあるテーマ、「トラウマと責任」にかかわってくる問題だ。結論を先取りして言えば、鬼とは「トラウマゆえにモンスター化した人間」の隠喩である。われながら、いかにも精神科医らしいベタな解釈だとは思う。ただ、これほど自明な隠喩についての言及すら、寡聞にしてほとんど見かけない。よって以下、この視点から見えてくるものについて詳しく検討する。

鬼滅は王道バトルものと述べたが、実はそうとも言い切れない。自らが倒し、死んでいく手鬼の手を炭治郎が握るシーンがある。このシーンは作者が「少年漫画らしくないからカットしようか」と迷っていたのを、担当編集者が「ここだけは絶対に入れてください。こんな主人公見たことないです。これが炭治郎ですよ！」と力説して残したという。まさに英断というほかはない。（https://animanch.com/archives/20230748.html）。

敵に同情するから素晴らしい、というのとは少し違う。悪はきっちりと裁き、罰を与え、その上で存在は肯定する。狛治《はくじ》（猗窩座）の師匠・慶蔵《けいぞう》が「罪人のお前は先刻ボコボコにしてやっつけたから大丈夫だ！」と言うあれだ。炭治郎が存在ごと全否定する対象は、ラスボスの鬼舞辻無惨《きぶつじむざん》のみである（「お前は存在してはいけない生き物だ」）。

「鬼滅」の世界において「悪」はその属人性から解放されている。それは、正義も属人的なものではなく、人から人へ継承される想いとして描かれるのと同じことである。それは「罪を憎んで人を憎まず」とは少し異なる。結論から先に言えば「人を慈しみつつ罪は裁く」ということだ。筆者の考えでは、これは近年の当事者研究の動向とも接続可能な、新しい倫理観である。

「悪」にも「敵」にも事情がある。それを丁寧に描くのも、「鬼滅」の特徴だ。ここには作者が影響を受けた漫画の筆頭に上げている荒木飛呂彦『ジョジョの奇妙な冒険』の影響もあるだろう。「ジョジョ」は、これほど同情的ではないにせよ、「悪にも人生がある」ことをきわめて説得的に描いていた。余談ながら本作は、「ジョジョ」の初期設定を多く継承している。日光に弱い吸血鬼、呼吸法、訓練の必要性、などなど。無惨の造形もディオを思わせるが、本作との影響関係を言い出せばそれこそ『ポーの一族』から『BLEACH』『AKIRA』に至るまで無数の作品が挙がるであろうから、類似性の詮索はこのくらいにしておこう。

暴力の被害者は、ときとして加害者（＝鬼）になることがある。対人援助の仕事にかかわったものならば覚えがあるだろう。決して多くはないが、虐待やDVの被害者の中には、支援のために差し伸べた手を、肘から食いちぎりにくるものがいる。虐待や暴力によるトラウマは、まれに恐るべき加害者を作り出すことがあるのだ。この言い方が誤解を招くというのなら、逆の言い方をしてみよう。極悪非道に見える犯罪加害者は、しばしば過酷な生育環境、あるいは凄惨な暴力被害の犠牲者である、ということ。

それゆえ他者のトラウマに深くかかわろうとするものには、一定の「覚悟」が要求される。何度裏切られてもすべて受け入れる、という覚悟ではない。それでは単なる自暴自棄と区別がつかない。覚悟とは「もしこの一線を越えてしまったら、たとえ被害者であろうと裁く」という覚悟のことだ。ある種の罪は、許されてしまうことが地獄につながる。許さないこと、毅然として裁くことがときに救済となる可能性を、「鬼滅」はきわめて説得的に描く。

ここで重要なことは、鬼殺隊の「柱」もまた、ほとんど全員が――甘露寺蜜璃《かんろじみつり》を除き――鬼による犯罪被害者であるということだ（煉獄杏寿郎と宇髄天元は鬼の被害は受けていないが親からの虐待サバイバーである）。その意味で「鬼滅」とは、「正義の被害者（柱）」が「闇落ちした被害者（鬼）」と戦う物語、でもある。ここで注意すべきは、「正義」がしばしばトラウマ的な出自を持つ、ということだ。鬼殺隊の人々が正義の刃を振るうのは、もちろん社会の治安と安全のためではあるのだが、その動機はしばしば怨恨であり、その向かう矛先は鬼であり鬼舞辻無惨だ。その正義は鬼退治の正義であって、その限りにおいて普遍性はない。

「正義」はしばしばトラウマ的な出自を持つがゆえに、しばしば暴走し、狂気をはらむ。「柱」の剣士たちは、そうした覚悟を固めすぎた結果、みんなサイコパスになってしまった、かに見える（無惨いわく「鬼狩りは異常者の集団」）。炭治郎と禰豆子の処遇を決める柱合会議の場面を見ればそれがわかる。柱メンバー全員、目が逝っている。あの煉獄杏寿郎ですら、会議に諮るまでもなく斬首が当然であると大声で断ずる。宇髄天元に至っては、俺が派手に血飛沫を見せてやるとか正気の沙汰ではない（そこがいい）。もっとも、比較的まともに見える（眼は死んでいる）胡蝶《こちょう》しのぶの言動すらもほんのりと狂気をはらんでいるのだから、柱の狂気は推して知るべしというものだ。鬼の悪に対峙するには、柱の狂気じみた正義感が必要であった、ということ。毒をもって毒を制す、ならぬ、サイコパスをもってサイコパスを制す、というわけだ。

柱メンバーは悪としての加害には決して手を染めないが、「正義の刃」ならば、いつでもどこでも嬉々として振るうだろう。そこにいささかのためらいもない。彼らの多くが被害者であり、「傷ついた癒し手」（ユング）ならぬ「傷ついた裁き手」ではあるのだから。そこに炭治郎という「異物」が加わることで、彼らもまた「傷ついた癒し手」に変わっていく。「鬼滅」が提示するもう1つの問題、それは過酷な背景事情を抱え、自身も暴力の被害者である大量殺人者、すなわち「鬼」をどう処遇すべきかという難問である。これは心神喪失者の罪は免責するという刑法39条の存在意義にも通ずる、すぐれて現代的な問いでもある。

鬼殺隊の中で、ほぼ炭治郎だけが、鬼の虚しさ、悲しさを理解している。彼が鬼退治に勤しむ理由の第一は「禰豆子を人間に戻すため」であり、家族の敵討ちは主要な動機ではなくなっている。魘夢《えんむ》に家族を侮辱された際には激怒しているが、それは敵討ちとは異なる怒りである。彼は鬼舞辻に連なる鬼を決して許すことはないが、戦いに敗れて死にゆく鬼を侮辱することもしない（「侮辱」は本作の頻出ワードの1つだ）。鬼の所業を裁くと同時に、鬼の尊厳をも守ろうとするのだ。

「殺された人たちの無念を晴らすため　これ以上被害者を出さないため…　勿論俺は容赦なく鬼の頸に刃を振るいます　だけど鬼であることに苦しみ　自らの行いを悔いている者を踏みつけにはしない　鬼は人間だったんだから　俺と同じ人間だったんだから」（第5巻）

斃《たお》される鬼には共通点がある。鬼はみな、死の直前に走馬燈を見る。そのほとんどは被害の記憶だ。彼らは走馬燈のように忘れていた記憶を取り戻し、消滅の寸前に「人間」に戻る。つまり、ナラティブの想起によって被害のトラウマは癒される。彼らは鬼殺隊の刃によって救済され、人間となり、その瞬間に消滅する。

加害者に転じた被害者をいかに処遇すべきか。この問いに対して、「鬼滅」はぎりぎりの、しかしこのうえなく優しい解答を試みている。炭治郎は鬼の責任を追求することはしない。彼は知っているかのようだ。鬼は人間に戻った瞬間に、責任を自覚する。そして尊厳と責任の主体として死んでいく。それはあたかも「免責されることで引責可能な主体となる」（熊谷晋一郎）過程にも似て見える。

先に刑法39条の問題について触れておいた。かつて触法精神障害者は、精神鑑定を受けて心神喪失状態と判断されれば、刑罰は免れる代わりに措置入院、もしくは医療観察法病棟での入院治療を強制される。このためかつては、殺人を犯しても数ヵ月の入院期間で退院となる患者が少なくなかった。これは理論上は間違いではない。患者本人の意思ではなく、病気が犯罪の原因ならば、病気が治れば退院できるのは当然だ。しかしそれは本当に患者の利益になっているのか。服役する代わりに自由と尊厳を奪われ、免責される代わりに精神障害のスティグマを負い、自分の行為に責任が取れない主体として生かされることは果たして患者の幸福に寄与しているのか。

筆者はこうした場合、まず迅速な治療的対応によって責任能力を回復し、然る後に相応の処罰を与えるという手順を踏むほうが、加害者、被害者双方の尊厳が守られると考える。司法精神医学的には異端あるいは誤謬でしかない考えだろうが、「鬼滅」における鬼の処遇はまさにそのようであり、この視点は「被害者としての加害者」について考える上で、重要な補助線になりうるはずだ。だから「治療か処罰か」ではなく、「治療し、しかる後に処罰を」

という発想は、それほど荒唐無稽なものとは思わない。

炭治郎の狂気

以上見てきたように、炭治郎のキャラクター造形は、王道キャラのようで異質な成分をはらんでいる。鬼への優しさはその一例だが、そればかりではない。まっすぐ育ったかに見える炭治郎は、その実、別の「狂気」を秘めている。彼は嘘がつけない（つこうとすると半端ない変顔になる）。絵が描けない。猫や鯉のぼりを描くと異様なモンスターができあがり、歌唱能力はジャイアン並みの音痴。つまり炭治郎は、想像力に問題を抱えている。しかもそのことに自覚（病識）がない。

彼にはリアルで哀切きわまりない家族の思い出はあるが、現実に存在しないこと、ありえない仮想を思い描く能力がきれいさっぱり欠けている。そのことは映画「無限列車編」で描かれた彼の「無意識領域」を一瞥すればよくわかる。炭治郎の無意識領域には何もない。ウユニ塩湖のような美しくも空虚な水面が広がる世界に、光り輝く「精神の核」が浮かんでいる。彼の純粋さの表現ともとれるが、この景色を見て筆者は確信した。炭治郎には「想像界」が欠けている。だから「優しさ」はあるが「共感力」には乏しい。そうでなければ（自分のせいで）傷心の冨岡《とみおか》義勇《ぎゆう》を、蕎麦の早食い競争に誘ったりはしない。

彼が頑固なのは、正しいことへのこだわりではなく、「正しいこと」以外の可能性が想像できないからだ。彼の「正しさ」は、正義への信念ではない。その内界に棲む「光の小人」が、彼の優しさの象徴だ。光の小人は生得的なホムンクルスであり、おそらくは遺伝子レベルで継承された資質の擬人化であろう。サイコパスの「柱」たちが後天的に獲得したトラウマ的な正義とはまったく異質の、「優しさという生得的狂気」が炭治郎の武器なのだ。それをあえて「狂気」と呼ぶのは、理性によるコントロールの外側にある、というほどの意味である。炭治郎の正義は、理性の産物などではない。だから彼は自身の正義については微塵の躊躇もない。

炭治郎の欠けた想像力を補うのが、その発達した嗅覚だ。視覚とは異なり、嗅覚には「嘘」や「虚構」がない。嗅覚は常に真理（「隙の糸」など）である。彼の判断が勘所を外さないのは、想像力や共感力のためではなく、ひとえに嗅覚の導きによる。彼が鬼に同情的なのは、鬼の境遇をリアルに想像できるからではない。ただ彼の嗅覚が、鬼の虚しさ、鬼の悲しさを彼に告げるからだ。もし彼が鬼に寄り添い、その境遇を共感的に理解するような人間だったら、とっくに共感性疲労と二次外傷で心が挫滅してしまっていただろう。嗅覚をよすがにしたからこそ彼は疲弊せず、また「鬼の尊厳」を傷つけることもなく、鬼を裁くことができたのである。まさに「記憶なく、欲望なく、理解なく（W・ビオン）」の理想的実践である。

炭治郎は戦いの最中に、しきりに「考えろ！」と自身を鼓舞するが、にもかかわらず、しばしば考えなしに勝ってしまう。対・猗窩座戦でも「闘気をなくす」ところまでは思いいたるが、その後透明な世界に入って闘気が消え猗窩座の頸を落とすまでの過程は、思考とは別のプロセスで、なんとなく成功してしまう。「鬼滅」には、驚くほど多くの炭治郎のモノローグが記されているが、にもかかわらず彼の心理は把握できない。決定的なイベントが起こる瞬間、炭治郎の心理はブラックボックスになってしまうからだ。それは默説法（語らないことで語ること）ではない。むしろ語りすぎることが核心を隠蔽するのである。

そのように考えるなら、炭治郎はきわめて空虚な存在である。動物的な存在（「鈴蘭のような柴犬」？）とすら言えるかもしれない。その意味で炭治郎は、鬼舞辻無惨ときわめて近縁の存在ですらあるだろう。そもそも2人とも「キャラとしての両義性」がきわめて乏しい。炭治郎はどこまでも優しく真っ直ぐな少年であり、彼のダークサイドは、無惨の力で鬼化した場面でのみ発揮される。ただしそれは、彼の「心の闇」などではなく、資質として、生物としてのダークサイドだ。

鬼舞辻無惨もまた、単にその「生き汚さ」による強さが突出しているばかりで、悪の両義的な魅力には欠ける。彼にはディオのような強烈な支配欲も「悪の哲学」もなく、プライドも美学も欠けている。ラスボスの割に人気投票順位が低いというのは、そのためもあるだろう。そもそも自分を殺しに来た鬼殺隊に挑発的な決め台詞を言うでもなく、「しつこい」「飽き飽きした」「天変地異と思え」とか言って追い返そうとする役人かのような凡庸ぶり。もっとも「脳が5つ、心臓が7つ」あるということだから、個人というよりは寄生獣のようなシステム論的存在なのかもしれない。だから無惨が「悪人」ではなく、「永遠の生命をプログラミングされたAI」のようなものと考えるなら、その思想のなさも魅力の欠如も、すぐれて現代的な「悪の凡庸さ」の象徴として納得がいく。

ここで最終巻での愈史郎（本作の真の主人公である）の驚くべき科白を思い起こそう。炭治郎は、禰豆子よりも無惨よりも鬼の素質があったのだと。つまり炭治郎は、剣技で無惨を圧倒した継国縁壱《つぎくによりいち》の技を継承した上に、鬼の始祖よりも鬼の資質があるということになる。そんなとんでもない人間に、まともな「心理」などあるはずもない。以上の完璧な論証からも明らかであるように、炭治郎こそは本作におけるもっとも謎めいた「空虚な中心」であり、彼の存在がこの群像劇に遠近法をもたらす消失点にほかならない。

本作の「わかりにくいわかりやすさ」は、まさに炭治郎の存在意義にかかわってくるだろう。あえてややこしい言い方をすれば、無惨は「超越的な存在」だが、炭治郎は「超越論的な位置」にあって本作の構造を支える存在だ。その証拠に、無惨は「アイロニー」しか言わないが（例のパワハラ会議を想起せよ）、炭治郎はしばしば、巧まざる「ユーモア」で場面を脱臼させるではないか。ここでは柄谷行人的な意味で「超越的／超越論的」の対比が「（人を不快にする）アイロニー／（人を解放する）ユーモア」に重ねられている。

炭治郎をどうとらえるかで「鬼滅」の意義はがらりと変貌する。あくまで少年漫画の王道キャラととらえれば、笑って泣ける王道バトル漫画ともなるだろう。しかし「優しさという生得的狂気」に憑かれた少年、と理解するなら、「鬼滅」は「トラウマ的な責任と倫理」の問題を生成し続ける異様な物語、に変貌するだろう。そのとき「優しさ」や「家族愛」が本当は何を意味しているのかが繰り返し問われ、あるいは再定義されることになるだろう。

さて、あなたならこの「わかりやすいアポリア（謎）」に、どのように答えるのだろうか。

（note 2020/12/16）

「意思疎通できない殺人鬼」はどこにいるのか？

2021年7月19日に公開された藤本タツキの漫画『ルックバック』は傑作だった（8月19日に無料公開終了）。『チェンソーマン』以来の藤本ファンとしては、この作家の底知れない引き出しの多さに驚愕したし、予告されている『チェンソーマン』第二部への期待感がいやがうえにも高まった。とはいえ、私は自分がこの作品のほんとうの素晴らしさを理解できているとは思わない。本作は「漫画家についての漫画」であると同時に、これまでになく藤本の個人史を投影したとおぼしい作品だ。それゆえ、実際に漫画制作に関わった経験のある人ほど、その素晴らしさを深く理解できるであろう。

私は特に物語後半の「じゃあ藤野ちゃんはなんで描いてるの？」という問いかけに続く無音のシークエンスがことのほか好きで、そこだけ何度も読み返している。藤野のネームを読んだ京本のうれしそうな笑顔、涙ぐむ京本にティッシュを渡す藤野、ただ京本を喜ばせたかった、という想いが画面全体から溢れ出してくる。藤本作品は良く映画的、と言われるけれど、ここは再読（ルックバック！）が容易な漫画にしかできない見事な表現だと思う。

本作の後半に、多数の命を奪ったとされる「通り魔」が登場する。私は本作の類いまれな傑作性を十分に認めた上で、この「通り魔」の造形には一抹の不安と懸念を覚え、以下のようにツイートした。

「ただし1点だけ。やむを得ないとは思うけれど通り魔の描写だけネガティブなステレオタイプ、つまりスティグマ的になっている。単行本化に際してはご配慮いただければ」

何がステレオタイプかについて、はっきりした定義があるわけではない。印象論と言われればそうかもしれないし、精神科医という職業柄、この種の表象に過敏になっているのかもしれない。それでも通り魔的に無差別大量殺人を犯したと報じられた人物が、「独語のように幻聴を示唆する言葉」を呟き、「自分の作品を盗まれたという被害妄想らしき言葉」を口にしていれば、このひとは「意思疎通が不可能な狂人」であろうと推測してしまうのは、かなり自然な反応ではないだろうか。他の人物造形が繊細かつ入念になされているだけに、なぜここだけ、ひどく凡庸な狂気のイメージが置かれたのか、それが不可解だったのだ。ステレオタイプ、というのはそういう意味のつもりだった。

このシーンは藤野の想像であり、藤野の個人的偏見が投影されて生まれた表象なのだから、犯人の解像度も一段階低く描かれているし、「あえてのステレオタイプ」なのだ、という解釈もあり得る。しかし私には、現実のシーンとしては離人症的なアンリアルさ、夢想のシーンとしては妙な生々しさ、があるように感じられた。さらに言えば、この場面は藤野と京本が出会わなかった世界線で〝実際に〟起きたことであり、だから京本は（小学生の）藤野テイストの四コマを描いて（描けて）、藤野はそれを「こちら側」で受けとって持ち帰った、とも読める。さまざまな解釈を宙吊りにするような巧妙な仕掛けだ。だからこそ私は「空想の産物だからしかたない」とは思わない。[*1]

この通り魔の人物造形だけは、これまでさまざまなフィクションの中で繰り返されてきた、かなり凡庸な狂気のイメージだ。強いて言えば「統合失調症」が一番近いだろう。断っておくが、これは「診断」ではない。診断のいかんにかかわらず、私はこのような言動をする患者に会ったことはないし、ここに臨床的なリアリティは一切ないからだ。私の専門性は、ここではアンチスティグマに向かう態度として発動されている。私はむしろ一人の漫画ファンとして、これは漫画的に誇張された精神障害者のステレオタイプだ、と判断したのである。

頼まれもしないのに診断を下す精神科医が差別を再生産している、という批判もあった。私自身は、これまで本作を直接に統合失調症と結びつけた発言は一度もしていないのだが、そう言いたくなる気持ちは分かる。しかしもう一度言うが、私は別に医師として「診断」をしたわけではない。ただ、このすばらしい傑作の中に、ここだけ妙に類型的な「狂気」の描写が出てきたので、強い違和感を感じたのだ。もちろんこれも主観ではある。ただ、読んだ直後にそうした感想を抱いた者が私だけではなく、当事者を含め少なくなかった事実は無視しないでもらいたいと思う。

それにつけても残念だったのは、何人かの当事者が勇気をふるって抗議の声を上げたのに、「そういうとこだぞ」といった心ない反応が多かったことだ。「そういうとこだぞ」という言葉は「発信されてもいないメッセージを勝手に受けとっている時点で病んでいる証だぞ」と言いたいわけだ。なるほど、もし彼らが「この漫画は〝私〟のことを批判している」と主張したのなら、それは確かに妄想的な思い込みの可能性があるだろう。しかし当事者が言いたいのは「本作の通り魔の描写は〝私たち〟を差別している」という主張であり、ここには――議論の余地はあるとしても――合理的な根拠がある。「そういうとこだぞ」という反応には「患者が合理的に考えられるはずがない」「稚拙な論理の穴を突いてはずかしめたい」「そもそも患者の妄想語りなど訊くに値しない」という三重の差別意識がこめられているように思う。こうした反応を見るにつけ、果たしてこの社会においてアンチスティグマ運動が実を結ぶ日が来るのだろうか、という無力感にうちひしがれる。

私自身は、患者から暴力を振るわれる経験はこの三〇年間で数回あるが、それはいずれも強制的な入院措置の場面だったりとか、こちらが患者に恐怖を与えてしまったような場面に限定される。思い当たる理由もなしにいきなり殴られたりしたことは、当然ながら一度もない。精神障害者の犯罪率がどうのといったトリヴィアルな議論はここではやめておくが、精神障害を持つ患者一般が凶暴だったり暴力的だったりするというのは典型的な偏見のひとつであることには注意を促しておきたい。

統合失調症ではなく薬物依存症の可能性もあるではないか、との指摘もあったが、それは論点のすり替えですらない。依存症の専門医である松本俊彦氏も指摘するように、覚せい剤依存症患者でもこのレベルの症状はきわめてまれだ。薬物依存であっても問題の本質はなんら変わらない。

テレビ朝日系の人気ドラマ『相棒 Season17』の「シャブ山シャブ子17歳」登場回（2018年11月7日放送）は、現在欠番になっている。その理由を覚えておられるだろうか。突然あらわれてハンマーで刑事を殺害し、奇声を上げて高笑いするという、覚せい剤依存症患者のステレオタイプな演出が批判されたためだ。

私は放映直後にこの演出を批判したものの一人だが、批判の声が上がるまでは、この女優の演技は「迫真」のものとして、雑誌記事などで絶賛されていた。しかし繰り返すが、迫真と言いつつそこに実体はない。彼女が演じようとしたのは「私たちの幻想の中の覚せい剤依存症患者」の表象、つまりステレオタイプだったのだから。

漫画や映画を制作し消費する人々が漠然と信じている「意思疎通不可能な殺人鬼」なるも

のは、ほぼ実在しないと言って良い。にもかかわらず、あのような表象が「迫真」「鬼気迫る」などと評価され流通していく過程の中で、見てきたような私たちの幻想（ステレオタイプ）は強化され、偽の記憶が定着していくのである。

そんなことまでうるさく言い出したら作品なんか作れない、という意見には賛同できない。映画に関して言えば、いまやほとんどの作品が精神障害者を含むマイノリティへの偏見描写抜きで魅力的な悪を描き、理不尽な暴力を描こうとしている。PC（Political Correctness 政治的正しさ）が過ぎればフィクションが貧しくなると言う説にもくみしない。例えば野田サトルの漫画『ゴールデンカムイ』には、実在した犯罪者などを下敷きにしつつ、現実にはありえないほど誇張されたキャラの変態的殺人鬼が何人も登場する。いわゆる伝奇的手法（ただし狭義の）というものだ。にもかかわらず、徹底した取材とゆきとどいた配慮によって、PCには1ミリも抵触することなしに、手に汗握る変態暴力宝探しを展開し続けている。[*2]

本作において通り魔の存在は、「人の形をした理不尽な暴力」として描かれていて、それ以上でもそれ以下でもない、という解釈も可能であろう。藤野の空手キック一撃で倒せる程度の暴力である必要があったので、天災や事故であってはまずいし、個人的な背景を持った変態とかストーカーを描いてしまうと、作劇上のバランスが崩れてしまう、のかもしれない。せめて幻聴を匂わせなければ、という気もするが、それだと完全に某事件の某容疑者がモデルに確定してしまう。難しいところだ。

今言えることは、現代のフィクションにおいて「人の形をした悪」を描くには、背景や動機の詳しい描写がもはや不可欠であり、まったく心を欠いた「理不尽な災厄」としては描きにくい時代になった、ということだ。近年におけるゾンビもの――「鬼」や「巨人」を含む――隆盛の背景には、どんなに破壊しようが殺そうが誰も傷つけずに済む「人の形をした悪」へのPC的ニーズが確実にあるだろう。

ここで唐突に一般論を述べるなら、現代の精神障害は全般的に軽症化傾向にある。派手な問題行動は減り、内省的で「病識」があるひとが増えた。対話が成立しない、善悪の判断がつかない、自分の病気の自覚がない、といった「狂気のステレオタイプ」は、徐々に過去のものになりつつある（精神科救急などの医師からすれば異論もあろうけれど）。ついでに言えば統合失調症自体が新規発症が減少しつつあるし、薬物や入院を用いない対話的手法（オープンダイアローグ）で回復しうる疾患であることもわかってきた。彼らの大多数は病識を持ち、対話も十分に可能であって、ただ並外れた繊細さと脆弱性ゆえにたまたま病んでしまった存在なのである。

事件であれフィクションであれ「理不尽な悪」を見てしまった人は、その原因や背景を想像せずにはいられない。無根拠な悪が一番恐ろしいからだ。人は悪に根拠を求め、例えばその悪が意味不明な言葉を呟いていれば、狂気すなわち精神障害という属性を想定してしまうだろう。人によっては「気違いに刃物」といった、こちらもひどく差別的な常套句を思い浮かべ、「そういえばアタマのおかしいやつが通り魔で人を何人も殺したのに無罪放免になったんだっけ」などの偽記憶が喚起される。実際には、そのような事件は起きていないし、上に述べたような理由で、今後もますます起こりにくくなっているにもかかわらず。残念ながら現代のメディア環境は、こうしたステレオタイプを訂正するよりは強化するような刺激に満ちている、と個人的には思う。[*3]

もちろん、本作を読んだだけで偏見が強化されるとまでは思わない。スティグマとは、常に集合的に形成される「ネガティブなステレオタイプ」のことなのだから。だからこそ、本作のような傑作がそれを強化するピースの一つになることは、なんとしても避けてほしいのだ。そのためには「そこに偏見がある」という強い主張がどうしても必要だった。

もういちど繰り返すが、私は『ルックバック』が傑作であることについて、少しも異論はない。ウェブ漫画という形態でこうした長編漫画が発表されることも含め画期的だと思う。私は本作の出版を、２０２１年の漫画史に刻まれるべき悦ばしい出来事として記憶にとどめたい。だからこそ、紙媒体での出版に際しては、アンチスティグマのための配慮を強く求めたいのである。

(note 2021/07/23)

＊1 余談ながら藤野が「あちら側」の京本から受けとる4コマでは、京本が助かって藤野が致命傷を負うがそれに気付いていないというオチがつく。自分のせいで京本が殺されたと思い込んでいた藤野にとって、この4コマは自責感を大いに慰撫してくれたであろうことは想像に難くない。また、だからこそこの京本の4コマは、藤野の自立と新たな出立のための餞となったのであろう。

＊2 映画やドラマのスティグマ性については、欧米の方が遙かに厳しいチェックが入る。アメリカでは2000年にABCで放映された精神科救急病棟を舞台にしたドラマ『ワンダーランド』の演出がスティグマを強化するとする抗議が殺到し、2話で放映が中断されている。また、以下の記事では、映画『ジョーカー』の描写が精神疾患と暴力性を結びつけるとして批判されている。さすがに『ジョーカー』については私ですら「言いがかり」と言いたくなるが、真の意味でPCを実現するには、日本人には過敏とも映るほどの批評性が必要となるのかもしれない。(https://www.theguardian.com/film/2019/oct/21/joker-mental-illness-joaquin-phoenix-dangerous-misinformed)

＊3 統合失調症の患者が無差別大量殺人を行い、心神喪失ゆえに無罪となった事件は私の知る限り存在しませんが、もしご存じの方がおられたらご教示願います。ただし、そうした事例が仮に存在したとしても、それが偏見を持って良い理由にはなりえないのは当然のことですが。

亡き王女（猫）のための当事者研究

幸運にも、この20年ほど、近親者の死に立ち会ったことがない。20年ほど前に祖父母をほぼ同時に亡くしたが、入院期間も長かったこともあり、悲しくはあったが、すでに諦めのほうが先立っていた。

フィクションで泣いた経験は山ほどあるが、現実で泣いた経験はここしばらくなかった。私は並外れて冷淡な人間なのか、誰かの死で泣くということも滅多にない。みんな泣いているのになんで自分は泣けないんだろうと不思議に思うこともよくあったが、まあかつては患者からも斎藤ロボとかいう渾名を頂戴したこともあるくらいだし、若い頃にはアスペの異名をほしいままにしていたことでもあるし、しかたがないと思っていた。でも、いつか思いがけない何かでスイッチが入って「コレガ……心？　コレガ愛……？」みたいな感じで機械油の涙を流す的な展開はあるかも、とちょっと期待するところはあった。

3月某日、12年間一緒に暮らした愛猫チャンギ（雌のシンガプーラ）が旅立った。ずっと家猫だったので家から出るのはさぞ怖かったろうと思うのだが、たった1人で去って行った。突然の別れのようでもあったけれど、思いかえせば2年前から、彼女はずっと危うい綱渡りをしていたのだった。

2019年の1月某日、旅行から帰宅してみると、いつもは迎えに駆けてくる彼女の姿が見えない。寝室に入ってみると、定位置のベッドの上でじっとうずくまっている。長期の不在で不機嫌なのかな、などとのんきなことを考えながら自動給餌器に目をやってぎょっとした。餌があふれかえっている。ほとんど食べていないのだ。あわてて彼女を抱き上げて、そのあまりの軽さに驚いた。食欲が無いのかと思い彼女の好きな缶詰を開けてみたが、申しわけ程度に舐めるだけだ。猫を飼っているくせに泊まりがけの旅行に行くなど鬼畜の所業、という非難は甘んじて受けよう。彼女の寛容さと頑健さに甘えて、私たちが何度か留守を任せてきたのは事実だ。その成功体験もあって、すっかり油断していたのだ。

翌日、かかりつけの動物病院に連れて行くと、腎機能の指標であるクレアチニンの値が8を越えており、ほぼ腎不全とのことで即日入院となった。人間の腎不全なら透析になるところだが、猫の場合はある程度まで皮下点滴で維持療法ができる。人間用のソルラクトなどがそのまま使えるのも医師としてはありがたい。入院治療のおかげでチャンギのデータは徐々に改善し、ほぼ正常値にまで回復した。極端な人見知りなので心配していたが、1週間ほどで看護師さんによじ登るくらい馴れてきた。このときは10日間ほどで退院になり、もとの平和な日常がもどってきた。

しかし、その後の2年間は、今にして思えばほとんど「余生」なのだった。妻が定期的に――末期にはほぼ毎日のように――皮下点滴を続けたおかげで、彼女の腎機能は補われていた。私の主たる分担は毎朝腎臓治療薬のセミントラ経口液を妻が服用させるとき、嫌がるチャンギの身体を抱きすくめることだった。口に注入された液剤を吐き出そうと、顎を〝アグアグ〟する姿が可愛いので――猫は頬筋を使ってペッと吐き出すことができない――その作業を密かに楽しんでいたことは秘密だ。

実は彼女には心筋症の持病もあって、1歳時の健診でそれを指摘され、あまり長生きはできないだろうとほのめかされてはいた。そのときは暗澹たる気分になったが、その後の彼女は高い身体能力を発揮して家中を飛び回り、われわれの不安を慰撫してくれていた。しかしエコーに映る彼女の心臓は依然として異様な形状であり、その診断が誤診などではない現実を示していた。

つまりチャンギは、この2年間、腎不全と心筋症という爆弾を抱えながら、私たちと生活をともにしていたことになる。

悪い徴候は2020年の年末からあった。クレアチニンの値がじわじわと上昇しはじめたのだ。2→3→4と毎月のように増悪していた値が、3月の検査でいきなり8になっていた。2年前の入院時と同じ値である。ゆっくりと悪化したせいか表面上は元気で餌もよく食べ、あまり普段と変わりなく見えた。しかし猫は、病気があってもぎりぎりまで元気そうに振る舞う生き物である。私たちへの気遣いと思いたいところだが、実際には弱味を見せたら死に直結する野性の知恵、つまりは本能的なものだろう。

今回も即日入院となり、持続点滴と強心剤による治療が開始された。妻は連日見舞いに通い、くわしく容態を教えてくれた。エリザベスカラーをつけているため動きづらそうにしているがまずまず元気なこと、顔を見ればしきりに鳴いて帰りたいと訴えているかのようだったこと、餌はなんとか食べられているし便通もあったこと。私も会いに行きたかったが職場が遠方のため面会時間に合わせられず、通勤の途中で病院に立寄れる妻に任せきりだった。このことは一番悔やまれる。会議や打ち合わせを断ってでも会いに行くべきだった。猫のことをすべてに優先させるべきだった。この時点では愚かにも、また会えることを確信していたが、一緒に遊んだ検査日の朝が、今生の別れになってしまった。

入院4日目の検査ではクレアチニンの値が7で、思ったほど下がっていなかった。担当医からの説明によれば、もうこの時点で腎機能も心機能も限界を超えていたようだ。私たちは近いお別れを覚悟して、家で看取ることにした。5日目、妻が退院手続きをして帰宅。ケージの扉を開くと、いつもは一目散に飛び出していくチャンギがうずくまったまま動かない。ぜいぜいと肩で大きな息をしている。あわてて病院に引き返すと、肺水腫の可能性があるとのことで、すぐ再入院、酸素室を利用することになった。もう心臓も限界だった。肺から還流する血液を送り出す力が衰弱し、肺がうっ血していたのである。

もうこれ以上は点滴もできず、強心剤も使えない。酸素を補給しながら万に一つの回復可能性に賭けることになった。幸か不幸かチャンギは高齢ではあったが、筋肉質で体力もあった。そのためかすぐには死ねなかった。苦しい呼吸の中で約24時間を生き延びてくれた。私たちには幸いだったが彼女にはつらいことを強いてしまったかもしれない。

再入院の翌日のお昼過ぎ、動物病院から電話があった。かなり危険な状態であるとのこと。私は遠方の勤務先にいてすぐには動けない。同じく連絡を受けた妻が、仕事を早退して駆けつけてくれた。はじめ早退をためらっていた妻に、「家族が危篤なのになんで早退しないんですか！」と背中を押してくれたスタッフに感謝したい。おかげで臨終に間に合った。

病院に着いた頃合いに妻のFaceTimeを鳴らすと、酸素室の中のチャンギが見えた。いつも見慣れた丸い後頭部しか見えないが、呼びかけるとしきりに立ち上がろうとする。私の声に反応したと思いたかったが、おそらくは起座呼吸という症状だろう。肺水腫が起きているときは、上体を起こしたほうがいくぶん呼吸が楽になるのだ。それでも懸命に生きようとしている彼女の後ろ姿を見て、これは帰宅後に看取れるかもと一縷の望みをかけた。むろん人間のエゴでしかないが、そう祈らずにはいられなかった。妻は自宅に連れ帰るため、レンタルの酸素ケージを手配していた。

それから2時間後、FaceTimeに妻から着信があった。画面に映っていたのは変わり果てたとしか言いようのないチャンギの顔だった。眼をかっと見開き、口を大きく開け、舌をだらりと垂らして、ゆっくりと喘ぐように呼吸している。人間であれば下顎呼吸というのだろう。妻が酸素室に差し入れた腕に抱かれて、チャンギは臨終を迎えようとしていた。私はまだ職場にいたが、「今までありがとう、さようなら」という控え目な別れの言葉は、彼女の耳に届いただろうか。通話を終えて数分後、妻からショートメッセージが来た。「腕の中で息を引き取りました　最後まで綺麗でかわいい子」とあった。スタッフに断って5分間だけトイレの個室にこもり、機械油ではない涙をたくさん流した。別に「男が人前で泣いてはいけない」とか考えたわけではない。彼女を悼む瞬間だけは、どうしても独りでいたかったのだ。

仕事が終了次第、車を飛ばして駆けつけるつもりだったが、もはや急ぐ理由がなくなった。診療を終えて夕食の材料を買って21時近くに帰宅した。いつもチャンギが座っていた暖炉の前に、白い段ボール箱が置いてある。チャンギの棺だ。箱の中には保冷剤とタオルが敷いてあり、文字通り、眠るようにチャンギが横たわっていた。棺を開いた瞬間に喉から変な音が出て嘔吐するようにひとしきり泣いた。病院のスタッフが顔をきれいに清拭して、2羽の折り鶴を添えてくれていた。体はとうに硬く冷たくなっていたが、衰弱のあとはほとんどなく、毛並みは生前と変わらない滑らかな手触りだった。嗚咽の発作がおさまってから最後の猫吸引をさせてもらった。まだ死臭もなく、いつもの優しい体臭だった。

私には1つのジンクスがある。それは「最悪のことはいつも最高のタイミングで起きる」というものだ。一例を挙げるなら、２０１７年の入院である。深部静脈血栓症で、やや大げさに言えば生命の危険があったのだが、倒れたのが新宿のバスターミナルだったので周囲の人がすぐに救急車を呼んでくれ、適切な治療を受けて生還できた。8月はじめで大学も夏休みであり、業務上もそれほど甚大な穴は空けずに済んだ。「最高のタイミング」というのはそういう意味である。

チャンギの死について言えば、それが1〜2年以内に起きることははっきりしていた。プレペットロスという言葉があるそうだが、無心に遊ぶ目の前の元気な猫と、短い余命がどうしても結びつけられず、悲しい予感に妻は苦悩し、私は能天気に否認していた。だからその日は、あまりにも突然のように思われた。チャンギは3月のとある週末、息子のひさびさの帰省に合わせたかのように旅立った。その週末はすべての予定をキャンセルして、家族３人でチャンギの旅立ちを悼む時間を持つことができた。学会も講演会も予定されていない週末はそこしかなかった。新学期が始まっていたらもっと身動きは取れなかっただろう。チャンギが来てから、こんな巡り合わせがよく起こった。彼女は特別な猫で、幸運の猫でもあった。

少なくとも私たちにとっては。

一夜明けた土曜日の午後は、12年間で撮りためた4000枚近いチャンギの写真をテレビ画面に映し出し、3人で眺めては思い出を語りあった。二晩を彼女の棺とともに過ごしながら、夜中に聞き覚えのある鈴の音が鳴ったりしないか、少し本気で期待したのだが何も起こらなかった。お別れの朝に、庭に咲いた花を摘んで棺に入れた。記念樹に植えたマグノリアが今年は特に多くの花をつけており、ワインレッドの花弁——12年間つけていた首輪と同色——はことのほかチャンギのセピアアグーティ(淡いセピア色)の体毛によく似合っていた。

チャンギの体を花で埋めてから、保冷剤を外して窓辺に棺を置いた。彼女は多くの猫がそうするように、安全な空間を背にして窓から外を眺めるのが好きだった。ペット火葬サービスが到着する直前、なんの前触れもなしに妻がピアノを弾きはじめた。ラヴェルの「亡き王女のためのパヴァーヌ」。チャンギの出棺にこの上なくふさわしい演奏に、それまでは笑顔も見せていた息子(30歳)が首を絞められるような声を出して泣きはじめた。私もつられて何度目かの嗚咽発作が出そうになったがぎりぎりでこらえた。3人とも泣いていたら火葬の業者が困ってしまう。

移動火葬車が玄関先に到着したので、3人でお別れの言葉をかけてから、たくさんの花や玩具とともに荼毘に付した。1時間後に骨上げをしたが、あまりに華奢な骨格にあらためて驚いた。この小さな頭蓋骨から、私たちの12年間の幸福と潤いがもたらされたと考えるなら、猫という存在の宇宙に思いを馳せずにはいられない。彼女のもろく小さな骨は小ぶりの中国茶の壺に全部おさまり、今は彼女の好きだった暖炉の上にしつらえた「祭壇」に、アクリルケースにおさめて安置してある。

思えば猫に狂った12年間だった。猫狂いの妄想は枚挙に暇がない。チャンギはしゃべれる。チャンギは気配りをする。チャンギはときどき私たちを見下している。チャンギを〝吸引〟しなければ文章が書けない。息子の口癖は「チャンギが一番可愛い」だし、妻は私の知らぬ間にチャンギの唄を作詞作曲していた。かく言う私に至っては、タイトルに「猫」を冠した著書を2冊出し、1冊の表紙にはチャンギの写真をあしらった。彼女と暮らした日々の喜びについては、それらの本に引くほど詳しく記したので繰り返さない。

狂気のきわめつけは、私たちの経験したいくつかの幸運を、すべて彼女がもたらしてくれたと確信していることだ。いろいろ尽力してくれた人間様には申し訳ないのだが、チャンギは人との縁を与えてくれる超越的存在だったのである。だから、これからはチャンギ教を信仰すると口走りはじめた妻を止める気にもならない。おりしも3回連続で不採択だった科研費が、4回目にしてやっと採択された。間違いなく彼女の置き土産である。小さな猫が私たちに幸せな狂気をくれた。ありがとう、チャンギ。

私はこの文章を、ペットロスの当事者研究というつもりで書いている。以下にいくつか、気付いたことの断片を補足しておこう。

- 猫を失っても人生が変わるわけではない。しばらくSNSなどの活動は控えたが、社会活動は平常運転である。24時間悲嘆反応が続かないのは、やはり私が冷淡な人間だからかもしれない。しかし自分でも予想できない瞬間に嗚咽発作がまだ起きるのは困る。チャンギが好きだった場所、アイロン台やロールスクリーンの裏、ムートンの敷物などはフラッシュバックを誘発するので模様替えをしてもらった。
- 彼女の写真を撮り過ぎた。スマホの写真には彼女の写真が圧倒的な比重を占めているので、どうしても眼に入ってしまう。問題はチャンギの待ち受け画面で、見るたびに泣いていいては大人として問題なので変更すべきかどうか、かなり真剣に悩んでいる。1点、これは今も後悔しているが、動画をもっと撮っておくべきだった。動画を見ていると、一瞬彼女の不在を忘れられる瞬間があったりする。
- プレペットロスの徴候として「未来の追憶」がある。最近の私は、布団にもぐり込んだチャンギを撫でながら、「いつかこの幸福な時間をかけがえのない記憶として思い出す日が来るのだろう」と予測することが習慣になっていた。喪失感の予行演習、ペットロスのワクチンのつもりだったのかもしれない。それほど役には立たなかったが。

・私たちは猫の番組やSNSの猫動画などが大好きだったが、今やそうした関心を急速に失いつつある。悲しみや羨望のためばかりとは思えない。良く猫好きは博愛的と言われる。よその猫も自分の猫もひとしく愛でることができる、というほどの意味だ。今度のことで、その理由が良くわかった。他人の猫はすべて自分の猫の「隠喩」であり「アバター」なのである。だから中心が空白になれば、猫への関心そのものが消退してしまうのだろう。

・犬の可愛さはディズニー的で、猫の可愛さはサンリオ的だ。表情が豊かで共感しやすいディズニーキャラに比べ、サンリオキャラは一様に表情に乏しく、通常の意味での共感はむずかしい。犬の気持ちはわかる気がするが、猫の気持ちはわからない。この〝ディスコミュニケーションの手触り〟こそが、猫の可愛さの本質にある。私たちはわかり合えないからこそ、無限に寄り添うことができるのだ。

・喪失感は分かち合えるが、そのぶん長引きもする。チャンギは家族では妻だけに自分から体を寄せていった。寝床では妻の首元に、ソファでは妻の胸元に香箱座りをするのが常だった。それだけに、妻の悲嘆は私以上に大きく、長く続くだろう。これからの私たちは、それぞれが胸に「猫型の穴」を抱えて生きることになる。もっとも、私の喪失感は、ひとりチャンギの不在にとどまるものではない。私は彼女と妻との親密な関係性を傍らで眺める喜びをも失ったのである。

(note 2021/04/04)

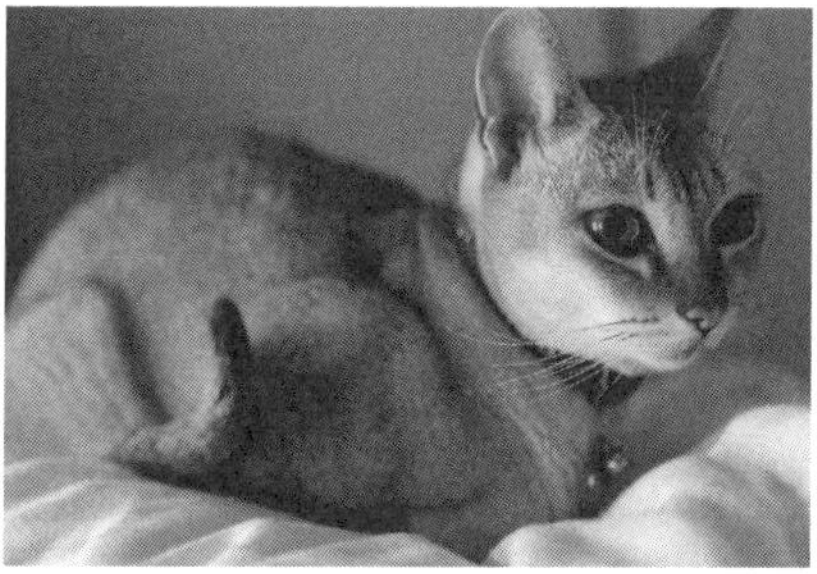

チャンギ　享年12歳　2021年3月26日没

あとがき

本書を書くきっかけは、ブログサービス「note」に発表したいくつかの文章だった。

何度か書いてきたことだが、私はこれまで、ほとんど依頼原稿しか書いたことがなかった。もちろん自分から発案した連載や出版の企画はあるが、基本的には依頼を受けてのものが多かった。しかしコロナ禍で私自身がメンタルに少なからず変調を来し、その変化がひょっとすると普遍的な意味を持っているのではないかと気付いたことから、ひさびさに自発的に文章を書いてみようという気になったのである。

「はじめに」にも書いたように、noteは書くことを促進するプラットフォームとして良くできていて、書き進めるほどに新しいアイディアが生まれ、快調に筆が乗るような経験をひさびさにした。本書の前半に収められた「コロナ・ピューリタニズムの懸念」「失われた『環状島』」「〝感染〟した時間」「人は人と出会うべきなのか」の四編、また後半の漫画評論やペットロスのエッセイなどは、そのようにして書かれた。

幸い、それぞれの文章が好意的な反響を持って迎えられた。ウェブ上で文章を公表すると、すぐに反響があるのも喜ばしく、また興味深い。とりわけ「人は人と〜」は、かなり硬めの論考にもかかわらず閲覧数が最も多く、Twitterやブックマークサイトでの反響も飛び抜けて多かった。ひとりの当事者として極めて個人的な感覚について書いた文章が、これほどの共感を呼んだことは望外の喜びだった。

コロナ禍がすでに1年半以上におよび、私を含む多くの人々が「対面」に飢えはじめている。しかし「対面」にどのような価値があるのかを哲学的に究明しようとする議論は寡聞にして見当たらない。その不満から一気に書いた文章だったのだが、社会と人間の起源に「根源的暴力」を想定するという私の主張に対して、「共感」以上の議論や批判に発展しなかったのはいささか寂しい思いもある。

実は私は、コロナ禍がそれほど社会や人間を変えるとは思っていない。むしろ未曾有のパンデミック下ですら社会がいかに変化に抵抗するかは、無観客とはいえオリンピック・パラリンピックが強行されてしまった事実からもうかがえる。おそらくコロナ禍が過ぎてしまえば、社会が驚くほど変わっていないことに人々は気付かされるだろう。最大の変化は、mRNAワクチンというまったく新しい医療技術がもたらすことになりそうだが、これほどはっきりした恩恵ですら反ワクチンという抵抗に遭うのである。

非常事態において私が注意を向けているのは、「ウィズコロナ時代の未来予測」などよりも、ふだん「日常という幻想」が覆い隠しているさまざまな過程や構造が可視化される場面だ。「親密さとは何か」「不潔とはどういうことか」「人の時間意識を構成しているものは何か」「社会はどのように災厄を記憶するのか」そして「対面（臨場性）はなぜ求められるのか」。いずれもコロナ禍でなければ問われることのなかった問いばかりだ。このような、いわば哲学的な問いについて「書きながら考える」時間は、この単調なコロナ禍にあって、例外的に愉しくスリリングな時間でもあった。

そんなおり、以前私の本を担当していただいた晶文社の安藤さんから連絡があり、単行本化を依頼された。すでに何本かの文章については、昨年何冊も出たコロナ本に収載したいという要望が来ていたが、単行本化の依頼ははじめてだったので応ずることにした。これ以降、コロナ関連の依頼原稿は、すべて本書に転載する許諾をもらうようにした。それゆえ本書は実質的には書き下ろしに近いのだが、原稿そのものはおよそ1年で完成し、私の書籍の中では例外的にスムーズに書かれた本となった。

もっとも、コロナ絡みの文章は昨年来10本以上も書いていて、内容に重複が多かったため、それらの文章は内容を整理して編集し直した。本書後半の「コロナ・アンビバレンスとメディア」「コロナ禍のメンタルヘルス」「リモート診療の実態とリモート対話実践プログラム」がこれに該当する。アイディアの飛躍は乏しい代わりに、事実に即し実用性に照準した文章にはなっていると思う。

最終章には、コロナから少し離れて、社会批評や漫画評論、ペットロスのエッセイなども載せてみた。本書は私の主張を展開するのみならず、コロナ禍での生活記録を企図したところもあり、コロナとは直接関係はなくとも時代や世相を意識した文章をいくつか載せようと考えていた。

２０２０年の映画界で最大のヒット作『鬼滅の刃』についての批評を掲載したのは、大ヒット作品の分析以上に、本作に色濃く投影された時代精神のありように興味を持ったためである。本稿もnote発表直後からかなり好評をはくし、なんと「鬼滅」のお膝元である集英社系列の出版社から単行本化のオファーもあった。この件は諸般の事情から流れたが、いまだに感想が届くところをみると、かなり広く読まれてはいるようだ。ありがたいことである。

本書に収められた文章で、最も物議を醸したのは、藤本タツキの漫画『ルックバック』を批評した「『意思疎通できない殺人鬼』はどこにいるのか?」だろう。『ルックバック』は、ウェブ漫画としておそらく２０２１年最大の話題作であり、多くの漫画実作者をして感嘆と絶望を表出せしめた問題作だ。私は本作を高く評価しつつも、クライマックスに登場する通り魔の描写に関しては精神障害者への偏見を助長するおそれがあると判断して、その一点のみを批判した。あれほど広く読まれながら、この点をＳＮＳなどで指摘したのが一部の当事者と数人の精神科医だけであったのは寂しいことだった。

その後、おそらくは作家と出版社が協議して、ウェブ版ではセリフが修正され、単行本化に際してはさらに修正が加えられた。修正は偏見を緩和する方向でなされていたので、私はTwitter上で短く感謝の意向を表明してからは沈黙を守ってきた。あの時点では何を発言しても炎上し、作家や当事者をさらに傷付けかねないと判断したからだ。当時、ネット上では私の批判が原因で好ましからざる修正がなされたと主張するものが少なくなかった。いくらなんでも私の影響力を過大評価しすぎなのだが、かくして私の文章はひさびさに「炎上」の憂き目に遭った。素晴らしい傑作にろくでもない修正を強要した私のような人間は、今後いっさい漫画について言及すべきではない、とまで宣告する者もいた。

もっとも、誹謗中傷のほとんどは匿名のアカウントからのものだったので、すべて無視するか執拗なものはミュートしてやりすごした。そうした態度は傲慢と思われるかもしれないが、あの時点ではやむを得なかったと考えている。ただ、「何が偏見をもたらすか」については ほとんど論じる余裕がなかったので、この場を借りて私の見解を述べておく。

私が作品における精神障害の描写が偏見をあおっていると判断する場合の基準は、次の通りである。

- そのキャラクターがほぼ匿名の存在として描かれ、きわだった属性として精神障害者であることのみが強調されている。
- たとえ「診断名」への言及がなくとも、精神障害者であるという認識を誘導する形でステレオタイプな描写がなされている。
- 精神障害者への偏見を強化するようなステレオタイプとは、以下のようなものである。

すなわち、暴力的、非理性的、話が通じない、遺伝する、治らない、病識がない、など。

・精神障害者の犯罪が描かれること自体は偏見を助長しない。犯罪に至る個人的な動機や状況が描写されていれば偏見にはつながらない。だから『ジョーカー』が精神障害者として描かれていても私は批判しない。逆に、犯罪の理由がひとえに精神障害であるかのように誘導する描写は差別的である。『ルックバック』について言えば、通り魔が「自分の作品を盗まれた」と思うに至った経緯がもう少し詳しく描かれていれば、たとえ幻聴があったとしても差別的表現にはならなかったであろう（作劇上無理だったとは思うが）。あの短いセリフに彼の個人史を読み取った読者も少なくはなかったようだが、私にはそれが一般的な読みとは思われなかった。

・以上をまとめれば、「精神障害という属性」を、安易に「悪」や「穢《けが》れ」、あるいや「暴力性」や「有害性」に結びつけるような描写を私は問題にしているのである。

私に向けられたおびただしい批判は、果たして何に由来したのだろうか。コロナ禍の中で蔓延していった不寛容さによるものだろうか。その攻撃性が私のみならず、声を挙げた精神障害当事者にまで及んでしまったことはまことに残念なことだった。ゆきすぎたポリティカルコレクトネスやキャンセルカルチャーが作品を殺すという主張は理解できる。しかし、差別や偏見を描かずとも素晴らしい作品が作れることは、当の藤本タツキ自身が『チェンソーマン』で実践してきたことではなかったか。愛してやまない漫画文化のいっそうの成熟のためにも、私は差別や偏見にまつわるおせっかいな指摘を、これからも続けていくつもりである。

おしまいに謝辞を。テーマも文体もばらばらのまとまりに欠ける本を、最後まで読み通してくださった読者の皆さまに感謝します。本書は私の文章に気付いて単行本化を勧めてくれた安藤聡さんの尽力なくしては完成しませんでした。ここに記して感謝いたします。また、装丁に作品を使用させて欲しいというぶしつけな依頼を快諾してくださったアーティストの渡辺篤さん、装丁とデザインを担当していただいた川名潤さん、コロナ禍での単調な生活を支えてくれた妻・美恵子と息子・創一郎、私の次の著書をいつも心待ちにしてくれている私の両親に感謝を捧げたいと思います。そしてもちろん、本書の完成を見ずに亡くなったわが愛猫・チャンギにも。

２０２１年９月23日　50代最後の日の水戸市百合が丘町にて　　斎藤環

斎藤環（さいとう・たまき）

精神科医。岩手県生まれ。筑波大学医学医療系社会精神保健学・教授。オープンダイアローグ・ネットワーク・ジャパン（ODNJP）共同代表。主な著書に『社会的ひきこもり』（PHP 新書）、『中高年ひきこもり』（幻冬舎新書）、『生き延びるためのラカン』（ちくま文庫）、『オープンダイアローグとは何か』（著訳、医学書院）、『開かれた対話と未来』（監訳、医学書院）、『まんが　やってみたくなるオープンダイアローグ』（医学書院）ほか多数。『心を病んだらいけないの？』（與那覇潤との共著、新潮選書）で第19回小林秀雄賞を受賞。

コロナ・アンビバレンスの憂鬱《ゆううつ》
健やかにひきこもるために

2021年10月30日　初版

著　者　斎藤環

発行者　株式会社晶文社
東京都千代田区神田神保町1-11　〒101-0051
電話　03-3518-4940（代表）・4942（編集）
URL http://www.shobunsha.co.jp

印刷・製本　中央精版印刷株式会社

ISBN978-4-7949-7278-1　Printed in Japan